As Zonas Azuis da Felicidade

Copyright© 2017 by Dan Buettner Licença exclusiva para publicação em português brasileiro cedida à nVersos Editora. Todos os direitos reservados. Publicado originalmente na língua inglesa sob o título: *The Blue Zones of Happiness: Lessons From the World's Happiest People* publicado pela Editora *National Geographic*.

Diretor Editorial e de Arte: Julio César Batista

Produção Editorial: Carlos Renato

Capa adaptada do original: Melissa Farris e Katie Olsen

Foto da capa: Frank L. Junior/Shutterstock

Preparação: Richard Sanches

Revisão: Maria Dolores Delfina Sierra Mata

Editoração Eletrônica: Hégon Henrique

Dados Internacionais de Catalogação na Publicação (CIP)
(Câmara Brasileira do Livro, SP, Brasil)

Buettner, Dan
Zonas azuis da felicidade / Dan Buettner ;
tradução Thaïs Costa. - São Paulo: nVersos, 2019.
Título original: *The blue zones of happiness, lessons from the world's happiest people*
ISBN 978-85-54862-16-9
1. Autorrealização 2. Contentamento 3. Felicidade 4. Longevidade 5. Zonas azuis I. Título.
19-26435 CDD-158

Índices para catálogo sistemático:
1. Felicidade : Psicologia aplicada 158
Cibele Maria Dias - Bibliotecária - CRB-8/9427

1ª edição – 2019
Esta obra contempla o Acordo Ortográfico da Língua Portuguesa
Impresso no Brasil - *Printed in Brazil*
nVersos Editora: Rua Cabo Eduardo Alegre, 36 - cep: 01257060 - São Paulo – SP
Tel.: 11 3382-3000
www.nversos.com.br
nversos@nversos.com.br

As Zonas Azuis da Felicidade

Lições das Pessoas mais Felizes do Planeta

Dan Buettner

Tradução: Thaïs Costa

nVersos

Nota

Esta publicação baseia-se em pesquisas e contém as opiniões e ideias de seu autor, que visa oferecer conteúdo útil e informativo com relação aos temas abordados, sendo comercializada a partir do entendimento de que o autor e os editores não buscam dar conselhos médicos, de saúde ou de outro teor profissional ao leitor. Sendo assim, as informações deste livro não devem ser utilizadas como substitutas para a orientação de um profissional de saúde licenciado.

De acordo com o autor, as informações fornecidas eram aprimoradas à época da publicação original da obra.

O autor e os editores se isentam de qualquer responsabilidade por perdas ou danos, direta ou indiretamente, decorrentes da leitura deste livro.

Para Kathy

PREFÁCIO

Dan Buettner apresenta neste livro uma excelente combinação de histórias inspiradoras e recomendações práticas para ajudá-lo a entender a felicidade e como expandi-la em sua vida e nas das pessoas à sua volta.

Ao contrário do que comumente se encontra em muitos livros cujo tema é felicidade, as recomendações de Buettner baseiam-se não em intuições, opiniões ou palpites, mas em descobertas científicas. Desenvolvo pesquisas científicas sobre bem-estar há 35 anos, mensurando-o, determinando suas causas e observando o que acontece quando as pessoas o alcançam. É empolgante ver um escritor de fama internacional, como Dan, usar as descobertas científicas feitas por mim e por outras tantas pessoas.

Algumas dessas recomendações se aplicam a praticamente todo mundo. Exercitar-se e comer alimentos nutritivos, por exemplo, são ótimos conselhos que se aplicam a quase qualquer um. Passar bons momentos com os outros também é essencial para a maioria dos seres humanos alcançar a felicidade em qualquer lugar do mundo. (Em um estudo recente, descobrimos que todas as pessoas entrevistadas na Costa Rica mencionaram que sua família era uma fonte de felicidade.) Para que a felicidade seja sustentável, também é preciso persistir em nossas metas e valores, construir relacionamentos sólidos e se engajar em outros esforços importantes.

Ao mesmo tempo, como reconhece Dan, não há uma receita uniforme para a felicidade que pode ser aplicada a todos. Cada pessoa deve ter seu próprio programa de busca da felicidade. O que funciona para Dan pode não funcionar para mim. Tenho longas jornadas de trabalho, mas adoro isso e não tenho necessidade ou desejo de reduzir esse ritmo, ao passo que Dan recomenda que o ideal é ter um emprego no qual se trabalhe menos de 40 horas por semana, para que se possa passar mais tempo socializando. Portanto, leia as recomendações de Dan, veja quais podem funcionar para você e concentre-se em integrá-las permanentemente em sua vida.

Outro aspecto valioso deste livro é que, além de oferecer sugestões pessoais para que os indivíduos sejam mais felizes, ele também recomenda diretrizes, sempre com base em descobertas científicas, para que comunidades sejam mais felizes. Elas incluem soluções tais como criar mais espaços verdes, mais ciclovias e mais oportunidades para as pessoas se exercitarem próximo à natureza, assim como zoneamentos que permitam aos moradores fazer compras e trabalhar mais perto de casa, reduzindo a drástica perda de tempo de tanta gente com deslocamentos. Este livro é repleto desse tipo de ideias que se apoiam em pesquisas sobre o que as comunidades podem fazer para tornar a vida mais gratificante.

O fato é que aqueles em nosso entorno, incluindo líderes e esferas sociais maiores, têm muito a ver com nossa sensação de bem-estar. Até em um país como os Estados Unidos há lugares felizes e infelizes, o que depende muito das circunstâncias e das políticas que os regem. Podemos nos enganar pensando que a felicidade depende apenas de nós mesmos, mas na verdade nossos amigos, a comunidade, a sociedade e até nosso país podem nos ajudar ou atrapalhar em nossa busca. Políticas sociais e organizacionais complementam e acentuam as próprias atividades que determinam quão felizes são as pessoas.

Talvez você se surpreenda ao saber que já me deparei com líderes empresariais e políticos que eram contra tais políticas por acreditarem que felicidade é algo que as pessoas devem buscar por si mesmas. Eles consideram essa meta um luxo ou um passatempo e dizem que coisas como trabalho, valores e o bem-estar da sociedade devem ser prioridades. Alguns até consideram a felicidade um esforço hedonista, mais ligado ao prazer individual do que ao bem-estar dos outros.

Tais ideias são totalmente equivocadas e contrárias a todas as evidências científicas que reunimos. Atualmente, sabemos que a felicidade é uma peça essencial para se ter um bom funcionamento, e que ela impulsiona o bem-estar não só de indivíduos, mas também daqueles que os rodeiam, de suas comunidades e sociedades. Mais do que um luxo a que devemos almejar apenas depois de cuidarmos das coisas mais importantes na vida, a felicidade é benéfica para tudo mais que desejamos: ela beneficia nossa saúde e nos ajuda a viver mais; ela favorece nosso funcionamento social e nos torna cidadãos melhores; ela nos propicia melhor desempenho no trabalho; e fortalece nossa resiliência diante de reveses ou maus bocados pelos quais podemos passar em nossas vidas. Quanto mais felizes somos, melhores somos para nossos amigos, família, ambientes de trabalho, comunidade e sociedade como um todo.

Por outro lado, pessoas coléricas e deprimidas não funcionam tão bem quanto as que desfrutam a vida e a consideram gratificante e dotada de propósito. Pessoas que, com frequência, experimentam emoções negativas têm menos saúde, tendem a colaborar menos e são consideradas menos úteis para os demais no trabalho, ao passo que trabalhadores felizes tendem a ser mais criativos, vigorosos e produtivos. As pessoas mais felizes se destacam por apoiar os outros e, com isso, todos têm um melhor desempenho. É importante que líderes empresariais entendam que funcionários que gostam de seu trabalho costumam ter desempenho superior ao dos outros, e que empresas com muitos funcionários assim têm mais chance de progredir.

Há muitas coisas que aprecio em Dan Buettner, o autor deste livro. Ele é um aventureiro que ama a vida e bateu recordes mundiais pedalando pela Ásia, África e pelas Américas do Norte e do Sul. Ele fez reportagens para a *National Geographic* em lugares remotos e exóticos. Viajou pelo mundo para descobrir onde as pessoas viviam por mais tempo e, talvez mais importante, criou um programa de saúde e bem-estar que pode ser adotado em cidades nos Estados Unidos para proporcionar uma vida mais saudável e feliz para seus cidadãos. Esse trabalho já se expandiu para várias cidades, ajudando muita gente a sentir os benefícios de se viver em uma sociedade mais saudável.

Por fim, quero dizer que Dan Buettner é um sujeito sensacional. Ao ler o seu livro, repleto de intrigantes histórias individuais e valiosas recomendações, é impossível não sentir vontade de ser mais feliz. Se você seguir de fato as recomendações de Dan, sua vida será mais gratificante e você propiciará uma vida melhor para aqueles ao seu redor.

Feliz leitura!

– Edward F. Diener
Professor de Psicologia na Universidade de
Utah e na Universidade de Virginia
Cientista sênior na Organização Gallup
Autor de *Happiness: Unlocking the Mysteries of Psychological Wealth*

SUMÁRIO

PARTE 1
Projeto básico para uma vida mais feliz
Capítulo 1: O que é felicidade?, 19
Capítulo 2: O que sabemos sobre felicidade, 31

PARTE 2
Os lugares mais felizes do mundo
Capítulo 3: A felicidade na Costa Rica, 45
Capítulo 4: A felicidade na Dinamarca, 57
Capítulo 5: A felicidade em Cingapura, 71
Capítulo 6: Lições para líderes, 83

PARTE 3
Projeto para ser mais feliz
Capítulo 7: Projetando comunidades felizes, 97
Capítulo 8: Projetando o local de trabalho, 129
Capítulo 9: Projetando seu círculo social, 143
Capítulo 10: Projetando sua casa, 155
Capítulo 11: Projetando o bem-estar financeiro, 165
Capítulo 12: Projetando sua vida interior, 173

Conclusão
O poder da felicidade, 197
Apêndice
O projeto *Blue Zones* de consenso de felicidade, 203
Perfis e Recomendações de Especialistas, 205
Agradecimentos, 225
Fontes selecionadas, 229
Índice, 233

PARTE 1

PROJETO BÁSICO PARA UMA VIDA MAIS FELIZ

Quando conheci Arnette Travis, meu impulso inicial foi o de abraçá-la, pois seu rosto redondo irradiava simpatia. Nós nos sentamos em um café ao ar livre em Redondo Beach, Califórnia. Ela usava uma blusa branca, brincos longos e óculos escuros ao estilo Jackie-O no alto da cabeça, aparentando ter menos que seus 61 anos. Ela cruzou os braços e se apoiou nos cotovelos.

"Em que posso ajudar?", perguntou ela.

"Você já ajudou, pois estou me sentindo mais feliz", eu disse.

Travis relatou que havia se mudado do Kentucky para Redondo Beach, Califórnia, em busca de sol e de uma vida mais saudável. Ela tinha um bom negócio como consultora de investimentos e trabalhava em casa, mas estava se sentindo cada vez mais isolada. Quando saía para fazer compras, levar a filha na escola ou encontrar um cliente, era sempre de carro, muitas vezes enfrentando um trânsito sufocante. Como não estava se exercitando o suficiente, engordou. E não tinha vínculos pessoais, a não ser com o marido, a filha adolescente, a mãe adoentada com a qual se preocupava e um casal de amigos no Kentucky.

Então houve uma reviravolta em sua vida. No prazo de seis meses, ela perdeu de uma só vez seu casal de amigos queridos do Kentucky, sua mãe teve um ataque cardíaco fulminante e seu cachorro, que ela adorava, morreu. "Eu implodi", disse ela. "Estava afundando em um lugar muito sombrio e sabia que não queria parar lá, mas não conseguia ver uma saída."

Travis descobriu de maneira surpreendente como sair desse lugar sombrio. Em vez de frequentar algum seminário, comprar um livro de autoajuda, buscar aconselhamento ou tomar um antidepressivo, ela descobriu formas de remodelar seu entorno para atrair felicidade. Fez mudanças em seu círculo social, no ambiente de trabalho, em sua casa e na forma de aproveitar o tempo livre, direcionando sua vida para mais saúde e bem-estar. Nem foi preciso muita força de vontade, mas sim efetuar mudanças no ambiente que ela chamava de seu. Arnette Travis havia aprendido algo importantíssimo para encontrar a felicidade, e nas páginas a seguir vou mostrar como você também pode alcançá-la.

Como muitas pessoas felizes, Arnette Travis não criou de uma hora para outra a estrutura necessária para uma vida mais satisfatória. Ela foi fazendo algumas escolhas de vida, uma por uma, e a soma resultou em grandes mudanças. Ela fez amizade com um grupo de mulheres animadas que se encontravam várias vezes por semana para caminhar e conversar sobre suas vidas. Ela renovou o visual de sua casa e criou vários artifícios para incentivá-la a se movimentar mais e a comer melhor (como guardar alimentos de má qualidade nutricional em uma gaveta "fora de vista" na cozinha). Passou a frequentar uma "oficina de propósitos" e percebeu que sua verdadeira paixão na vida não era planejamento financeiro nem venda de seguros, e sim cuidar de pessoas e reuni-las. Como consequência, passou a fazer trabalhos voluntários e a arregimentar gente para aulas de exercício físico e corridas divertidas.

Travis encontrou uma nova melhor amiga, Taylor, e as duas foram a uma aula de zumba, em princípio só para observar. "Daí, a certa altura, nós nos olhamos e dissemos, 'por que não?'", rememora Travis. "Taylor me deu coragem para tentar e deu certo." Travis também começou a pedalar com seu marido.

Sem realmente se dar conta, Travis começou a mudar seus velhos hábitos. Embora fumasse havia 42 anos, agora ela achava isso inconveniente para seu novo estilo de vida e até embaraçoso diante das novas amizades. O novo estilo de vida a impulsionou a parar de fumar.

"Pode até parecer frescura, mas essas coisas novas que tenho feito me tornaram mais feliz do que jamais havia sido em minha vida", disse-me Travis. Então, ela fez uma pausa e ficou olhando um ponto imaginário no teto. Seus olhos se encheram de lágrimas. "Não vou chorar", disse ela ao perceber que eu a observava. "Só estava pensando como tudo foi difícil durante tantos anos." E as lágrimas então rolaram pelo seu rosto.

No prazo de um ano, Travis tomara medidas que transformaram sua vida. Passou a ter um foco claro acerca de sua vida, ganhou meia dúzia de novas amigas, se sentia mais em forma e estava, em suas palavras, "vendo a vida sem os óculos escuros".

Arnette Travis é uma das muitas pessoas que descobriram a melhor maneira de reconfigurar a vida para torná-la mais feliz. Eu tive a sorte de conhecer muita gente no mesmo caminho, pois esse tem sido meu foco há mais de 15 anos – encontrar mundo afora as pessoas que têm as vidas mais saudáveis, mais felizes e longevas, e descobrir o que podemos aprender com elas. Viajei para as partes estatisticamente mais felizes do mundo, conheci as pessoas que vivem por lá e aprendi suas lições sobre felicidade.

Convenci os cientistas da Gallup e outras grandes bases de dados a fazerem os cálculos e discernirem que fatores induzem à felicidade. Por fim, trabalhei com mais de 20 dos maiores especialistas do mundo para extrair as estratégias mais efetivas para aumentar a satisfação com a vida em sociedade e individualmente. As sugestões que surgiram dessas pesquisas são simples e desafiadoras, e representam a base do projeto básico para uma vida melhor.

Este livro visa remodelar sua vida para torná-la mais feliz. Independentemente de onde você viva, dos desafios que enfrenta e de suas aspirações pessoais e acerca de sua família, este livro pode ajudar você. Ele oferece passos simples, que se baseiam em evidências, para melhorar sua felicidade em longo prazo. Ninguém pode lhe garantir mais felicidade, mas eu prometo que, se você ler esta obra e tomar providências, o jogo vai virar a seu favor.

CAPÍTULO 1

O QUE É FELICIDADE?

~~~~

Quem é a pessoa mais feliz do mundo? Talvez seja um pai com mais de 55 anos que mora em Cartago, uma região ao sul de San José, no Vale Central da Costa Rica. Ele se sociabiliza no mínimo seis horas por dia e tem um punhado de bons amigos aos quais pode recorrer nos momentos difíceis. Ele dorme entre sete e nove horas por dia, faz um bom desjejum, caminha até o trabalho e come pelo menos seis porções de legumes diariamente. Ele adora futebol. Dispende menos de 40 horas por semana em um emprego onde tem amigos brincalhões. Vê, no máximo, uma hora de TV por dia. Dedica pelo menos duas horas de sua semana a algum trabalho voluntário e vai à igreja aos domingos. Ele ganha dinheiro suficiente para garantir comida, um teto e tratamentos básicos de saúde para si e sua família, e para que os filhos frequentem a escola. Ele confia em seus vizinhos, na polícia local e nos políticos que governam seu país. Vamos chamá-lo de Alejandro.

Ou a pessoa mais feliz do mundo pode ser uma jovem que mora perto de Aalborg, na Dinamarca. Filha de uma senhora com boa formação, ela mora com o marido e duas filhas pequenas em um bairro bem cuidado com outras 21 famílias que partilham um grande jardim, um barracão de ferramentas e uma cozinha comunitária. Ela trabalha com psicologia social, é consultora de desenvolvimento, um emprego desafiador que lhe permite exercer seus talentos e paixões todo dia. Extrovertida, casou-se com um introvertido, mas ambos partilham valores e, ao longo dos anos, construíram um amor sólido. Ela não cria as filhas sozinha, tem a ajuda das pessoas do bairro. As crianças brincam juntas, entram e saem das casas dos vizinhos e, às vezes, dormem na casa de algum amiguinho. Ela é amiga da maioria dos vizinhos e eles se sociabilizam entre si cerca de seis horas por dia. Todas as famílias têm jantares comunitários e se revezam na preparação dos pratos. Ela e sua família vão de bicicleta para o trabalho, para a loja e para a escola das crianças, o que os mantém em forma. Ela paga impostos altos e ganha um salário modesto, mas tem direito a tratamentos de saúde e educação para sua família, além de uma renda garantida para uma aposentadoria confortável no futuro. Vamos chamá-la de Sidse.

Ou talvez a pessoa mais feliz do mundo viva na cidade-Estado de Cingapura, tem um BMW de US$ 750 mil e mora em uma casa avaliada em US$ 10 milhões. Tem uma linda mulher e três filhos bem comportados que só tiram dez na escola. Ele cresceu sem muito dinheiro, mas era um estudante aplicado e teve quatro empregos até poder fundar uma empresa que se tornou uma multinacional e hoje vale US$ 80 milhões. Ele passa 60 horas por semana se dividindo entre o trabalho e atividades filantrópicas. É amado por sua família, respeitado pelos funcionários, homenageado por seu país e invejado por seus pares. Embora seu êxito se deva, em grande parte, ao trabalho duro e à engenhosidade, ele exerce a liderança pelo exemplo e encorajando os subordinados a participarem do processo decisório, partilhando de bom grado o crédito por suas realizações. Ele tem orgulho de seu país, paga os impostos sem reclamar e já doou milhões de dólares à sua comunidade. Vamos chamá-lo de Douglas.

Alejandro, Sidse e Douglas são pessoas reais que serão citadas novamente neste livro. Apresentei um perfil sucinto deles, pois detalhes de suas vidas refletem as três vertentes básicas do bem-estar, ou os "três fatores" da felicidade: prazer, propósito e orgulho. Embora à primeira vista possam parecer bem diferentes entre si, tais vertentes estão frequentemente interligadas nas vidas das pessoas mais felizes do mundo, e nos capítulos a seguir mostro como identificá-las em sua própria vida e a entrelaçá-las para tecer sua própria felicidade.

Consideremos a vertente de felicidade de Alejandro. Ele usufrui cada momento da vida, sorrindo e gargalhando com pessoas queridas. Chamo esse tipo de felicidade de "prazer", representando a soma de momentos na vida de Alejandro que cientistas denominam felicidade sentida ou afeto positivo. Pesquisadores mensuram isso ao perguntarem às pessoas com que frequência sorriram, gargalharam ou sentiram alegria nas últimas 24 horas (um período do qual a maioria das pessoas recorda acuradamente). Eles também perguntam se o dia delas foi isento de sentimentos negativos como dor, raiva ou preocupação.

Sidse representa o que chamo de "propósito", outra vertente de felicidade que tem a ver com vivenciar seus valores e paixões em prol de um propósito maior. Acadêmicos se referem a isso como felicidade eudaimônica, um termo derivado da palavra grega para "feliz". O conceito foi popularizado por Aristóteles, o qual acreditava que a verdadeira felicidade provém de uma vida com sentido, de fazer o que vale a pena ser feito.

Douglas representa o tipo de felicidade que chamo de "orgulho", que tem a ver com o grau de satisfação acerca das próprias realizações e atitudes na vida. Pesquisadores mensuram esse tipo de felicidade com a Escala de Esforço de Autoancoragem de Cantril, também conhecida como Escada de Cantril, parte de um método que consiste em pedir a alguém que avalie a própria vida, em geral, em uma escala de zero a dez. Cientistas chamam isso de felicidade avaliada, já que as pessoas fazem uma avaliação do quanto estão satisfeitas com sua vida habitualmente. Trata-se de uma mensuração importante por ser abrangente.

Como veremos nos capítulos a seguir, as pessoas que vivem nos lugares mais felizes do mundo conseguem inserir os três fatores de felicidade em suas vidas. Elas combinam prazer, propósito e orgulho de forma resiliente de bem-estar. Seguem com entusiasmo seus interesses de acordo com o coração, mas não sem deixar de sentir alegria e de dar gargalhadas, e têm orgulho do que fazem ou do que já realizaram. Em muitos casos, conseguem fazer isso porque os lugares onde vivem – seus países, comunidades, bairros e lares – lhes dão um apoio invisível, incitando-os constantemente a comportamentos que favoreçam o bem-estar em longo prazo.

Ao escrever este livro, usei as fontes científicas com maior credibilidade mundial para ajudá-lo a mudar de vida e ser feliz em longo prazo. Ao ler o livro, acho que você terá uma compreensão mais profunda do que significa a verdadeira felicidade e como alcançá-la. Como comprovam as pessoas que vivem nos lugares mais felizes do mundo, desde as aldeias rurais da Costa Rica até os arranha-céus apinhados de gente em Cingapura, a felicidade duradoura não é só para norte-americanos privilegiados que moram em subúrbios bem estruturados, tomam café importado e fazem ioga. Ela é algo que todos podem criar para si mesmos e suas famílias, trate-se de agricultores, suburbanos ou urbanitas. Não importa onde você viva, este livro lhe dirá como arrumar sua casa, selecionar seu círculo social, cuidar das finanças, aperfeiçoar sua vida profissional e ancorar-se em sentido e propósito. O livro não lhe dará soluções instantâneas, mas lhe dirá como virar o jogo em prol da vida mais alegre, satisfatória e apropriada para você. No final, você aprenderá a combinar as três vertentes de felicidade – prazer, orgulho e propósito – em uma linha forte e durável.

DESCOBRINDO AS *BLUE ZONES*

Este livro reúne as lições das pessoas mais felizes do mundo. Ele se fundamenta em uma metodologia que desenvolvi para decifrar os segredos das pessoas mais longevas. Em 2002, com uma verba dos Institutos Nacionais de Envelhecimento, formei uma equipe para identificar os lugares nos quais as pessoas viviam por mais tempo. Junto com o demógrafo belga Michel Poulain e o doutor Gianni Pes, médico e estatístico italiano, nós identificamos cinco áreas no mundo e as denominamos *Blue Zones*.

Descobrimos que as mulheres mais longevas residiam em Okinawa, Japão; que os homens mais longevos viviam em um grupo de aldeias montanhesas na ilha italiana da Sardenha; e que indivíduos de meia-idade com as vidas mais saudáveis e longas se encontravam na região de Nicoya, na Costa Rica. Ao largo da costa da Turquia, descobrimos que os habitantes da ilha grega de Ikaria viviam cerca de oito anos a mais que a maioria dos norte-americanos e, em geral, sem demência. E em Loma Linda, Califórnia, localizamos uma população de adventistas do sétimo dia que viviam cerca de uma década a mais do que os californianos em geral.

Em seguida, com um subsídio da *National Geographic*, recrutei equipes de especialistas para me ajudarem a definir as características da longevidade nessas *Blue Zones*. Um fato notável é que em todos os lugares onde encontrei populações longevas, as mesmas práticas saudáveis estavam presentes. Após cinco anos no projeto, tive uma epifania: em um lugar como Okinawa, no qual conheci um homem de cem anos que ensinava karatê, ninguém havia se empenhado em viver para sempre. Nenhum dos centenários ativos que encontrei havia decidido, aos 50 anos, adotar uma dieta melhor, começar a se exercitar ou a tomar suplementos. A longevidade simplesmente aconteceu para eles.

Ou seja, em vez de ter uma vida saudável e longa como meta, o que requeria disciplina, esforço e rotina rígidos, as pessoas nas *Blue Zones* constataram que isso ocorria quase naturalmente e fluía em seu entorno. Aparentemente, nesses lugares a escolha pelo saudável não era deliberada, e sim inevitável. Grãos, verduras e feijões – que muitos estudos ligam a vidas saudáveis e longas – eram os alimentos mais baratos e acessíveis por lá. As pessoas seguiam receitas antigas para preparar comida saborosa, e suas cozinhas facilitavam a preparação. Ao se reunir, amigos e vizinhos partilham as mesmas refeições saudáveis como parte de suas atividades sociais regulares. Ficar sozinho não era uma opção. E em todas as *Blue Zones* as pessoas sabiam expressar seu propósito na vida. Elas sabiam por que acordavam de manhã. Conseguiam descrever suas responsabilidades e perseguiam suas paixões mesmo aos cem anos. Além de mais longas, suas vidas eram ricas e felizes.

Em meu primeiro livro, *The Blue Zones: Lessons for Living Longer From the People Who've Lived the Longest* [*Blue Zones: A Solução para Comer e Viver como os Povos mais Saudáveis do Planeta*], descrevi os fatores partilhados pelos campeões mundiais de longevidade, como "*Power 9*", uma síntese multicultural das melhores práticas. Desde então, essas recomendações se tornaram uma espécie de resumo da abordagem *Blue Zones* em prol de uma vida melhor. Em resumo, aqui estão elas:

1. Mexa-se naturalmente. As pessoas mais longevas do mundo não puxam ferro, correm maratonas nem frequentam academias, mas vivem em ambientes que as incitam constantemente a se mexer. Elas cultivam jardins ou hortas e não têm utensílios mecânicos para cuidar da casa nem do quintal. Qualquer ida ao trabalho, à casa de um amigo ou à igreja é uma ocasião para caminhar.

2. Propósito. Os okinawanos chamam isso de *ikigai*, e os nicoyanos, de *plan de vida;* em ambos os casos, isso significa "por que eu acordo de manhã". Em todas as Blue Zones as pessoas tinham algum motivo para viver, além de apenas trabalhar. Pesquisas mostram que ter senso de propósito resulta em até sete anos a mais de expectativa de vida.

3. Desacelere. Até pessoas nas *Blue Zones* sentem estresse, o que leva a inflamação crônica, associada a todas as doenças principais relacionadas ao envelhecimento. As pessoas mais longevas do mundo têm estratégias para se livrar do estresse: os okinawanos reservam alguns momentos por dia para relembrar seus antepassados, os adventistas oram, os ikarianos tiram uma soneca e os sardos organizam *happy hours*.

4. Regra dos 80%. *Hara hachi bu* – o mantra confuciano de 2.500 anos que se entoa antes das refeições em Okinawa – lembra as pessoas de pararem de comer quando o estômago está 80% cheio. A brecha de 20% entre não estar faminto e se sentir saciado pode ser a diferença entre perder ou ganhar peso. Pessoas nas *Blue Zones* comem a menor refeição no final da tarde ou início da noite e, então, só voltam a comer no dia seguinte.

5. Leguminosas. Tais alimentos, incluindo fava, feijão-fradinho, soja e lentilha, são a base da maioria das dietas dos centenários. Carne, sobretudo suína, é consumida em média apenas cinco vezes por mês, em uma porção de 85 a 113 gramas, cerca do tamanho de um baralho de cartas.

6. Vinho. Pessoas em todas as *Blue Zones* (até alguns adventistas) bebem álcool moderada e regularmente. Consumidores moderados de álcool vivem mais do que os abstêmios. O truque é tomar um ou dois copos por dia com amigos e/ou com comida. E não é recomendável ficar sem álcool a semana inteira e tomar 14 drinques no sábado.

7. Pertencimento. Todos os 263 centenários entrevistados, exceto cinco, pertenciam a uma comunidade religiosa, mas o tipo de religião não importava. Pesquisas mostram que frequentar cultos religiosos quatro vezes por mês aumenta a expectativa de vida entre quatro e catorze anos.

8. Entes queridos primeiro. Centenários bem-sucedidos nas *Blue Zones* põem suas famílias em primeiro lugar. Eles mantêm pais e avós idosos por perto ou em casa, o que também reduz as taxas de doença e mortandade de seus filhos. Eles são comprometidos com um parceiro de vida (o que pode aumentar a expectativa de vida em três anos), e investem em seus filhos com tempo e amor, o que torna os filhos mais propensos a serem bons cuidadores quando for necessário.

9. Tribo certa. As pessoas mais longevas do mundo escolhem ou nascem em círculos sociais que apoiam comportamentos saudáveis. Os okinawanos criam *moais*, grupos de cinco amigos que permanecem leais a vida inteira. Pesquisas mostram que tabagismo, obesidade, felicidade e até solidão são contagiantes. Em compensação, círculos sociais de pessoas longevas moldam comportamentos positivos para a saúde.

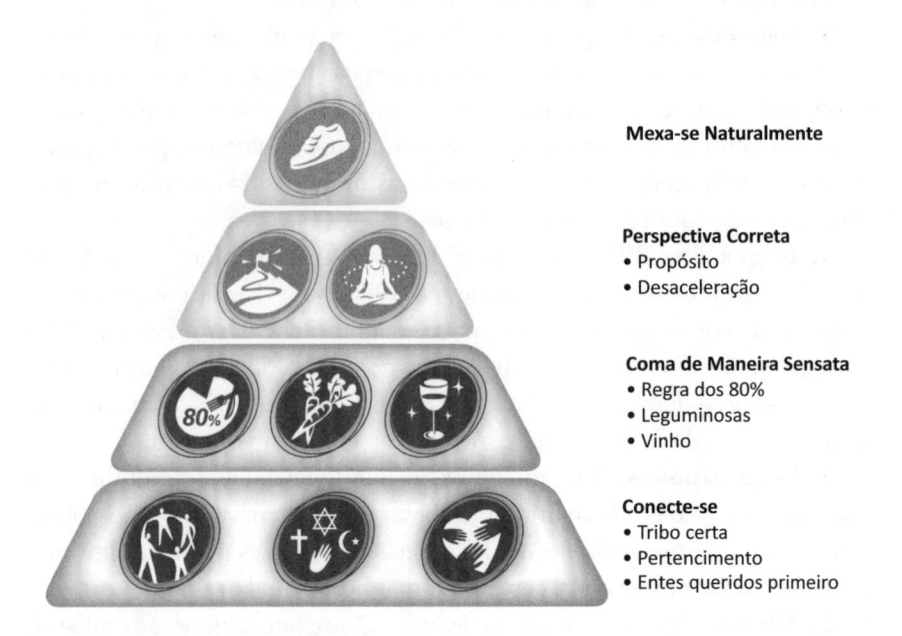

Mexa-se Naturalmente

Perspectiva Correta
• Propósito
• Desaceleração

Coma de Maneira Sensata
• Regra dos 80%
• Leguminosas
• Vinho

Conecte-se
• Tribo certa
• Pertencimento
• Entes queridos primeiro

Obviamente, adotar esses nove hábitos não é garantia de que você chegará aos cem anos. Como costumo dizer, é preciso ganhar na loteria genética para se tornar um centenário. Mas, se usar o *Power 9* como diretrizes diárias, você terá uma boa chance de acrescentar anos felizes à sua vida.

MAS ISSO FUNCIONARIA NOS ESTADOS UNIDOS?

Após escrever uma reportagem de capa para a revista *National Geographic* sobre as pessoas mais longevas do mundo e publicar meu primeiro livro sobre o assunto, fiquei pensando se seria possível usar as lições das *Blue Zones* para transformar uma comunidade norte-americana. Poderíamos fazer esse teste em uma cidade ansiosa por mudança e torná-la mais saudável e feliz? Eu ouvira falar de uma região remota no leste da Finlândia que havia feito isso. A Carélia do Norte era habitada por 170 mil escandinavos robustos, em sua maioria dedicados à produção rural de laticínios. Nos anos 1970 suas taxas de câncer e doenças cardiovasculares figuravam entre as mais altas no mundo. Muitos homens de 55 anos estavam morrendo subitamente. O Departamento Finlandês de Saúde convocou um jovem epidemiologista, Pekka Puska, para investigar a causa desses óbitos. Ele descobriu que a população da Carélia do Norte fumava exageradamente e que sua dieta incluía toneladas de salsicha, outras carnes processadas e queijo frito em manteiga, além de praticamente desprovida de legumes, com exceção de batatas. Tais excessos estavam causando os ataques cardíacos. Porém, em vez de tentar mudar o comportamento dos indivíduos, Puska e sua equipe miraram todo o ecossistema.

Trabalhando com organizações femininas locais, a equipe de Puska passou a combater o tabagismo e a introduzir versões mais saudáveis de receitas tradicionais. Eles persuadiram fabricantes de salsicha e padarias a produzirem alimentos com menos gordura e sal, e desenvolveram um mercado local para o óleo de canola. Estimularam agricultores a cultivar e preservar quantidades maiores de frutas silvestres, as únicas nativas da região. Recrutaram membros da comunidade para atuarem como "embaixadores" do novo movimento. Com o passar do tempo, essas mudanças começaram a mostrar bons resultados. Após cinco anos, a taxa de ataques cardíacos em homens na meia-idade caiu 25%. O número de casos de câncer de pulmão teve queda de 10%. Eles estavam no caminho certo.

Inspirado no êxito de Puska, porém intimidado pelo evidente nível de complexidade de uma iniciativa tão ousada, comecei a explorar mais seriamente a ideia de criar uma *Blue Zone* nos Estados Unidos. Em parceria com a Faculdade de Saúde Pública da Universidade de Minnesota, obtive um subsídio da AARP (ex-Associação Americana de Aposentados) para ver se um projeto-piloto com os princípios das *Blue Zones* poderia transformar uma cidade inteira. Eu sabia que, na maioria dos dias, o norte-americano comum circula em um raio de cerca de 16 quilômetros entre sua casa e o local de trabalho, o qual denominamos Raio Existencial. Então conclui que, se pudéssemos inserir estímulos para hábitos saudáveis em uma comunidade inteira, conforme Puska fizera na Carélia do Norte, a população acabaria ficando mais saudável e feliz.

Escolhemos Albert Lea, uma cidade de 18.500 habitantes perto da divisa sul de Minnesota com Iowa, para nosso programa piloto. Nos dois anos seguintes, pusemos o plano em ação. Todas as escolas em Albert Lea participaram fazendo mudanças saudáveis, assim como mercearias de redes grandes e a maioria dos locais de trabalho e restaurantes. A cidade criou quatro hortas comunitárias, tornou o centro mais adequado para pedestres e construiu uma trilha ao redor de um lago. Conforme esperávamos, 25% da população adulta tomaram providências para otimizar suas casas, círculos sociais e senso de propósito. Após todas essas mudanças, a média de expectativa de vida em Albert Lea aumentou três anos, os residentes haviam perdido pelo menos duas toneladas de peso e os gastos com tratamentos de saúde de trabalhadores tiveram queda de 40%.

Desde então, nossas equipes do Projeto *Blue Zones* trabalham com comunidades por todo o país. Atualmente estamos presentes em 31 cidades, incluindo Naples, na Flórida, Fort Worth, no Texas, e Big Island, no Havaí. Em 2001, aceitamos um desafio do governador Terry Branstad para ajudar a transformar todo o estado de Iowa no mais saudável no país. (Na época, Iowa ocupava o 19º lugar do ranking, mas desde então já avançou cinco posições.) Nós lançamos projetos em 15 comunidades de Iowa, de cidadezinhas como Harlan a cidades maiores como Cedar Rapids. Em todas as comunidades que nos convidaram, encontramos a mesma dinâmica: longevidade, saúde e felicidade ocorrem simultaneamente. Quando passam a se envolver com trabalhos voluntários, hortas comunitárias, oficinas sobre propósito, ciclovias, grupos de caminhada, parques, espaços verdes e outras iniciativas salutares, as pessoas acabam se sentindo melhor, inclusive com relação às suas vidas.

Então, por que um projeto que enfocava a saúde passou a se concentrar em felicidade? Porque nossa experiência, que encontrou eco em estudos recentes, mostra que a ligação entre saúde e felicidade é uma via de mão dupla. Pessoas com atitudes positivas tendem a fumar menos e a se exercitar mais, a consumir alimentos melhores, a usar sempre o cinto de segurança, a tomar seus medicamentos mais regularmente e a ter sistemas imunológicos mais fortes e mais saúde cardiovascular. Há também evidências de que pessoas mais felizes se recuperam mais rápido de doenças, de que a vitalidade emocional reduz o risco de infartos e até de que um cônjuge otimista pode melhorar a recuperação de seu parceiro adoentado. Ser feliz ajuda de fato as pessoas a se tornarem mais saudáveis.

APRENDENDO A FLORESCER

Enquanto as equipes do Projeto *Blue Zones* estavam trabalhando em comunidades, ficou óbvio para mim que a busca pela felicidade merecia ser investigada. Assim, além de trabalhar com saúde e longevidade, iniciei uma investigação paralela a respeito das raízes da felicidade. Se pudéssemos identificar lugares pelo mundo onde as pessoas têm vidas mais felizes, assim como descobrimos os lugares nos quais as pessoas viviam mais, talvez também pudéssemos aprender e partilhar seus segredos.

Naturalmente, eu sabia que desvendar os mecanismos da felicidade seria mais complicado do que a pesquisa sobre longevidade. Para determinar a longevidade de uma região, basta reunir estatísticas confiáveis sobre nascimentos e mortes. O resto é matemática simples. Mas determinar a felicidade de uma região seria algo bem mais complexo. Aliás, o que é felicidade? A noção de Kathy sobre uma noite perfeitamente feliz pode ser ler um livro diante da lareira, mas para Dan pode ser uma festa maluca com muitas doses de tequila. Seria possível mensurar algo tão pessoal quanto a felicidade se as pessoas a experimentam de formas tão diferentes?

Surpreendentemente, a resposta foi "sim", como logo descobri ao revisar a pesquisa. Há décadas cientistas mundo afora estão coletando uma montanha de dados sobre felicidade, muitas vezes usando levantamentos para mensurar o quanto as pessoas se sentem felizes em um certo ponto no tempo e correlacionando esses dados com outras informações sobre a vida delas para determinar as causas prováveis de sua felicidade. Um desses cientistas, Ruut Veenhoven, da Universidade Erasmus, em Roterdã, Holanda, administrava a Base de Dados Mundial sobre Felicidade, uma coleção de milhares de estudos que examinam a "fruição subjetiva da vida" por todos os ângulos. Para Veenhoven, assim como para diversos outros pesquisadores, a melhor maneira de mensurar a felicidade era simplesmente perguntar às pessoas. Se disserem que são felizes, então elas são felizes.

Muitos levantamentos sobre "bem-estar subjetivo", como é chamada essa forma de felicidade, incluem a Escala de Esforço de Autoancoragem de Cantril, mencionada anteriormente. Desenvolvida em 1965 por um especialista em opinião pública chamado Hadley Cantril e seus colegas da Universidade Princeton, essa técnica pede que a pessoa imagine uma escada com degraus numerados de zero, na base, até dez, no topo. Se o topo representasse a melhor vida possível para a pessoa, e a base, a pior, em que degrau da escada ela diria que estava naquele momento? A ideia é quantificar a percepção de como cada um estava se saindo na própria vida.

A Escada de Cantril, como também é conhecida, se tornou uma ferramenta confiável para pesquisas, sobretudo para mensurar a "autoavaliação" ligada ao que chamamos da vertente do "orgulho" neste livro. A Escada de Cantril também é uma parte importante da Pesquisa Mundial da Gallup, que mensura anualmente os níveis de felicidade em mais de 150 países, e do Índice de Bem-Estar da Gallup-Sharecare, que mensura aspectos de uma vida bem vivida entrevistando 500 norte-americanos por dia em todo o país. Como vários outros levantamentos, essas pesquisas também fazem um segundo tipo de pergunta sobre como as pessoas se sentiam no dia anterior: se elas gargalharam ou sorriram, estavam felizes, raivosas ou preocupadas. Essa pergunta é ligada ao tipo de felicidade que chamamos de "prazer" e que pesquisadores denominam "autoexperiência". O terceiro tipo de pergunta nessas pesquisas é sobre o senso de propósito, indagando se as pessoas acreditam que o que fazem na vida "vale a pena". Tomadas em conjunto, essas categorias de perguntas exploram aspectos importantes de como as pessoas sentem e interpretam a felicidade. Depois de mensuradas, elas dão um quadro completo sobre o bem-estar.

Isso explica parcialmente por que os grandes levantamentos nem sempre coincidem na classificação de países por níveis de felicidade. Em certas pesquisas, os países ricos da Europa, especialmente aqueles na Escandinávia, dominam as posições mais altas. Segundo o *Relatório Mundial da Felicidade* de 2017, por exemplo, os países mais felizes incluíam Noruega, Dinamarca, Islândia, Suíça e Finlândia. Em outros levantamentos, as classificações mais altas vão para países latino-americanos, como no Índice de Bem-Estar da Gallup-Sharecare de 2014, no qual Panamá, Costa Rica, Brasil, Uruguai, El Salvador e Guatemala se destacavam. Eu aprendi que a variação entre essas listas se deve em parte às diferenças nas métricas utilizadas para mensurar os quesitos "orgulho" e "prazer".

Porém, seja qual for a pesquisa, países afetados por violência, pobreza ou doenças sempre têm as piores classificações. Pessoas que se preocupam com sua segurança, subsistência ou saúde não têm tempo para atividades que proporcionem satisfação e alegria, a exemplo de países como a República Central Africana, Burundi, Tanzânia, Síria e Ruanda que mal aparecem em escalas de felicidade. Em geral, os níveis de renda devem aumentar para que os níveis de felicidade também aumentem. O diminuto Butão, por exemplo, com um produto interno bruto (PIB) de apenas US$ 2.350 per capita, ainda está em 84º lugar em levantamentos sobre felicidade, pois seus líderes têm a felicidade como meta em suas políticas públicas.

Uma vez que as necessidades básicas de um país estejam atendidas, outros fatores se tornam mais importantes do que a renda na determinação de seu bem-estar. Conforme escrevem os autores do *Relatório Mundial da Felicidade*, a felicidade de um país só começa a aumentar quando os níveis de corrupção diminuem, há boa assistência à saúde, a generosidade é comum, as pessoas se sentem livres para tomar decisões importantes, têm amigos em quem podem confiar em momentos difíceis, e a cada dia acham mais tempo para se divertir do que para sentir raiva, preocupação ou tristeza. Embora os níveis de prosperidade tenham grande impacto sobre os níveis de felicidade, fatores culturais e geográficos também contam muito. Isso explica por que um agricultor latino-americano com poucas posses se descreva como um homem feliz, ao passo que um europeu rico com poucos amigos admite ser infeliz.

Levantamentos foram úteis, inicialmente, para ter ideia das características singulares da felicidade em cada lugar, mas raciocinei que os lugares estatisticamente mais felizes do mundo também poderiam oferecer novas percepções. Então, em 2008 fui explorar três países comumente classificados entre os mais felizes – Dinamarca, Cingapura e México –, que representam variedades de bem-estar em três continentes. (Posteriormente, decidi incluir a cidade de San Luis Obispo na Califórnia para ter uma perspectiva norte-americana.) Em cada um desses lugares, entrevistei economistas, psicólogos, especialistas em política, jornalistas, escritores e outros profissionais para entender a fórmula específica de felicidade naquele local. Outras pessoas também tiveram a gentileza de me contar suas histórias. Então, percebi mais nuances de como a felicidade e a satisfação podem evoluir a partir de uma mescla de provações e esperança. O resultado desse trabalho de campo foi *Thrive: Finding Happiness the Blue Zones Way*, meu primeiro livro sobre felicidade, publicado em 2010.

CAPÍTULO 2

O QUE SABEMOS SOBRE FELICIDADE?

As pesquisas sobre felicidade têm feito grandes avanços desde 2010. Só nos últimos cinco anos foram publicados mais de 14 mil trabalhos acadêmicos sobre o tema, produzidos por psicólogos, economistas, sociólogos e especialistas em políticas públicas de todas as vertentes. Um dos resultados mais interessantes foi o surgimento, entre líderes mundiais, de uma tendência a reconhecer que a felicidade da população é uma meta legítima para as políticas públicas, o que evoca minhas aspirações de criar comunidades ao estilo das *Blue Zones*. Políticos como Angela Merkel, da Alemanha, e David Cameron, do Reino Unido, endossaram a ideia de que mensurações sobre satisfação com a vida – e os fatores que a moldam, como mais e melhores empregos, moradia adequada, assistência à saúde e um ambiente limpo – deveriam levar em consideração formas alternativas de se medir o progresso social, além dos índices meramente econômicos, como o PIB. "Muitas vezes não priorizamos o que é importante para as pessoas", disse Merkel em 2012 durante uma conferência sobre bem-estar. Cameron declarou que melhorar a sensação de felicidade de nossa sociedade é "o principal desafio político de nossa época".

Cada vez mais a recente ciência da felicidade está enriquecendo as estratégias individuais. Por exemplo, pesquisadores que compararam a vida de gêmeos idênticos (que partilham um DNA quase idêntico) com aquela de irmãos comuns (cujo DNA não é tão parecido) estimam que nossa formação genética responde por cerca de apenas metade das diferenças nos níveis de felicidade. Circunstâncias de vida, como nossa criação e educação, respondem por somente 10% das diferenças. O restante é moldado por nosso comportamento, que inclui a forma de pensar e as ações. Isso significa que vários fatores além da genética afetam a felicidade, muitos dos quais podemos mudar.

A psicologia positiva oferece várias estratégias comprovadas para melhorar o bem-estar, incluindo desenvolver atenção plena, praticar meditação, cultivar a gratidão, desenvolver a resiliência e aprender a saborear as experiências. Pesquisas afirmam que cultivar tais práticas quase certamente melhora o nível de felicidade. O problema é que a maioria desses conselhos requer aprender algo novo e então aplicá-lo por um longo tempo. Ao interromper esse comportamento, seja ter atenção plena, cultivar a gratidão, saborear experiências ou outros, há o risco de se perder o efeito positivo. É por isso que, de certa forma, equiparo essas estratégias a regimes para emagrecer e rotinas de exercício: embora possam funcionar em curto prazo, quase sempre acabam falhando no decorrer do tempo. Soluções rápidas costumam se evaporar de uma hora para outra.

Outra verdade desagradável é que muitas coisas que achamos que nos fazem felizes são erradas. Como aceitar um novo emprego porque o salário é melhor, gastar mais para comprar uma casa maior ou namorar alguém porque essa pessoa é mais bonita que a média. Todas essas atitudes não são confiáveis. E com relação a se casar? Isso realmente garante mais felicidade na vida? A resposta é sim e não.

A maioria das pesquisas mostra que pessoas casadas são mais felizes do que as solteiras, mas a felicidade tem seu pico logo após o casamento e diminui gradualmente com o passar do tempo. A escolha do cônjuge também é muito importante. Pessoas felizes se dão bem ao se casarem com outras pessoas felizes. Pessoas infelizes, por outro lado, se dão bem com um cônjuge infeliz. (Talvez o sofrimento realmente goste de ter companhia…) Dito isso, estudos mostram que o casamento não é para todos. Pessoas que tendem a se esquivar de conflitos podem ser mais felizes solteiras, e casais que moram juntos sem se casar no papel tendem a ter níveis de felicidade comparáveis àqueles de pessoas casadas.

As questões continuam em aberto. O que dizer de *hobbies*, sono e saúde? Se sua meta é a felicidade, no que mais você deveria se concentrar? E como nossas comunidades, locais de trabalho e círculos sociais afetam nosso bem-estar?

CONSTRUINDO UM CONSENSO

Considerando o dilúvio de autoajuda nas livrarias (o Google cita mais de 24.187 títulos com a palavra felicidade) e a crescente pilha de publicações com descobertas contraintuitivas em bibliotecas acadêmicas, resolvi fazer um meta-análise de todas as descobertas e extrair algo concreto, confiável e viável. Trabalhando com Toben Nelson, da Universidade de Minnesota, e Ruut Veenhoven, administrador da Base de Dados Mundial sobre Felicidade, mencionado anteriormente, organizei um painel de grandes especialistas em felicidade – economistas, psicólogos, sociólogos e estatísticos – e convidei-os a participar de um experimento inédito: reunir e classificar as melhores ideias sobre felicidade, incluindo recomendações práticas, não só para promovê-las em nossas sociedades, mas também para nós mesmos as absorvermos. Batizei essa empreitada de Projeto *Blue Zones* de Consenso de Felicidade.

Esses especialistas incluíam autores conhecidos, como Dan Ariely, da Universidade Duke, que escreveu o *best-seller* do *New York Times*, *Predictably Irrational*, e Sonja Lyubomirsky, autora do *best-seller The How of Happiness: A New Approach to Getting the Life You Want*, assim como influentes formuladores de políticas públicas, como o lorde Richard Layard, da London School of Economics, David Halpern, do Behavioural Insights Team do Reino Unido, e Bruno Frey, da Universidade de Basel. Carol Graham, da Brookings Institution, Ed Diener, das Universidades de Virgínia e Utah, e uma dezena de outros luminares em suas áreas também contribuíram generosamente com o projeto. (Veja as credenciais deles no apêndice deste livro, nas p. 205-224.) O trabalho inicial produziu mais de 120 recomendações em 11 categorias, como finanças, ambiente e saúde, classificadas segundo a efetividade, viabilidade e custo. No decorrer de oito meses, em rodadas de deliberações minuciosamente estruturadas, refinamos muitas ideias até chegar às Dez Melhores Políticas para melhorar a felicidade do maior número de cidadãos (ver 203) e às Dez Melhores Práticas que um indivíduo pode adotar para aumentar sua felicidade, as quais estão citadas por completo na p. 204. Mais adiante você saberá mais sobre essas descobertas esclarecedoras e o fascinante processo de desenvolvimento do Projeto de Consenso.

SEU PROJETO PESSOAL BÁSICO PARA A FELICIDADE

Então, qual o significado de tudo isso para você? Como você pode programar sua vida para ter mais felicidade? Espero mostrar isso ao longo deste livro.

O primeiro passo é saber *o quanto você é feliz*. Para isso, você está convidado a responder ao questionário curto a seguir. Isso é um meio de explorar os fatores mais importantes para a felicidade na vida, os quais descobrimos nos lugares pelo mundo onde há muito bem-estar. Embora não validado cientificamente, esse conjunto de perguntas é baseado em levantamentos usados por cientistas para mensurar a felicidade e foi revisado para que você calcule sua pontuação facilmente. A pontuação é baseada em meu senso intuitivo dos elementos da felicidade, extraído de anos de pesquisas, viagens e observações. Responda cada pergunta honestamente e, ao calcular seus pontos, você terá mais noção de onde você se encontra na escala da felicidade. Após finalizar o questionário e ver o que ele revela sobre você e seu quociente de felicidade, usaremos esses resultados para lhe mostrar as providências mais efetivas para aumentar a felicidade.

O TESTE *BLUE ZONES* DE FELICIDADE

A tabela a seguir contém uma lista de fatores que impactam um ou mais aspectos da felicidade. Esse teste visa ajudá-lo a avaliar como vários detalhes de sua vida cotidiana contribuem para que você tenha prazer, propósito e orgulho.

Leia primeiro a lista de afirmações à esquerda, considerando o que se aplica a você, e marque X nos boxes à esquerda das frases que se aplicam a você. Por ora, não se preocupe com as colunas à direita.

Assim que acabar, volte ao início. Em todos os pontos que você marcou um X, circule os números correspondentes em cada uma das três colunas à direita. Agora some cada coluna para achar seus quocientes de Prazer, Propósito e Orgulho.

X	Fatores de vida	Prazer	Propósito	Orgulho
	Você vive com um companheiro amoroso	1	3	1
	Você tem filhos		3	2
	Você não tem filhos	1		
	Você dedica trinta minutos inteiramente a seus filhos pelo menos cinco vezes por semana	1	1	
	Você tem um cachorro	1	3	2
	Você faz trabalho voluntário pelo menos uma hora por semana	1	3	1
	Você trabalha menos de 40 horas por semana	2		
	Você passa menos de uma hora por dia vendo TV ou jogando videogames	2		

Você passa pelo menos três horas por dia socializando com pessoas agradáveis	2	3	2
Há pessoas em sua vida com quem você pode desabafar após um dia difícil		3	2
Você ganha pelo menos US$ 75 mil por ano	1		1
Você faz pelo menos 30 minutos de atividade física diariamente	2		1
Você come pelo menos seis porções de frutas ou legumes diariamente			1
Você cursou pelo menos alguns anos de faculdade		3	2
Você pratica sua religião pelo menos uma vez por mês	1	3	1
Você chega ao trabalho em menos de 15 minutos	2		1
Você tem poupança/previdência adequada e se sente financeiramente seguro	1		2
Você tem novas experiências regularmente	1		2
Você tem muita liberdade e controle em seu trabalho		2	2
Você medita pelo menos uma vez por semana	2	3	2
Você mora em um lugar sem barulho e trânsito pesado	1		
Você se considera agradável	1		1
Você vai ao médico e ao dentista pelo menos uma vez por ano			1
Sua casa tem bastante luz natural	1		
Você gasta menos de uma hora por dia com mídias sociais	1		1
Você gasta mais de uma hora por dia com mídias sociais	1		
Você mora perto de um parque e sua casa tem plantas, um aquário ou uma janela com vista para a natureza	1		1
Você tem metas claras de vida e monitora seu progresso	1	3	2
Você dorme pelo menos 7,5 horas por dia	2		1
Você não fuma	1		2

Você faz sexo 1-4 vezes por semana	2		1
Você não gasta mais tempo cuidando da casa do que gostaria	2		
Você consegue articular seu senso de propósito ou missão na vida		3	
Você cuida dos entes queridos (como filhos doentes ou pais idosos)		3	
Você gargalhou hoje – com amigos ou por causa de algo na TV ou em mídias sociais	2		
Você cultiva seus *hobbies*?	2		
Seus totais			

O total de cada coluna revela algo sobre essa vertente de felicidade em sua vida:

        0-10 .... Ruim
        11-19 .... Mediano
        20-30 .... Bom
        Acima de 30 .... Excelente

O idealmente é que os totais das três colunas sejam altos. Mas, assim como uma receita de bolo requer ovos, farinha, açúcar e bicarbonato de sódio, também é necessário que esses ingredientes estejam na quantidade certa. Portanto, para descobrir no que você pode fazer uma diferença ao criar seu ambiente para otimizar a felicidade, preste muita atenção nas três colunas à direita nas quais sua pontuação foi inferior a 20. Esses totais também podem guiá-lo na leitura deste livro. Ao mencionar as visitas às pessoas nos lugares mais felizes do mundo e as conversas com a equipe de especialistas em felicidade, manteremos em vista essas três vertentes de felicidade.

Se seu total na coluna do *Prazer* estiver abaixo de 20, isso pode indicar que você está precisando de mais diversão, empolgação e alegria em sua rotina diária. Nesse caso, você pode, entre outras possibilidades, arrumar sua casa para facilitar a recepção de convidados ou achar uma maneira de trabalhar mais perto de casa. Como você verá, as pessoas na Costa Rica são famosas por usufruir a vida, o que descrevem como *pura vida*, e praticam essa versão especial de felicidade socializando ao máximo, dando-nos um exemplo útil. Uma grande lição é que

Se seu total na coluna do *Propósito* estiver abaixo de 20, isso pode ser um sinal de que você não tem oportunidades suficientes no cotidiano para usar seus dons e talentos para alcançar uma meta significativa. Nesse caso, vamos ajudá-lo a encontrar maneiras de fazer algum ajuste, desde escutar *podcasts* relevantes durante seus deslocamentos diários até passear regularmente com um cachorro, seu ou de outra pessoa. As pessoas que conheci na Dinamarca me ensinaram muito sobre levar uma vida plena de propósito. Na opinião delas, as melhores buscas na vida são aquelas que abastecem a alma, não as que engordam sua conta bancária ou inflam seu ego. Isso se reflete no fato de que os dinamarqueses trabalham, em média, apenas 37 horas por semana, o que lhes rende tempo de sobra para frequentar clubes, praticar esportes ou se dedicar a algum *hobby*. Mais adiante, neste livro, você também ficará a par das "oficinas sobre propósito" desenvolvidas para ajudar os residentes nas comunidades do Projeto *Blue Zones* a identificarem suas paixões e interesses e utilizá-los em prol de suas cidades. Essas oficinas foram criadas por Richard J. Leider, que explica, em seu livro *The Power of Purpose*, que propósito "requer uma meta externa" e que "só quando nosso foco – nosso propósito – é maior que nós mesmos o sentido pode durar mais tempo e ser saboreado com intensidade, em vez de ser apenas uma meta realizada que em seguida é esquecida".

Se seu total na coluna do *Orgulho* estiver abaixo de 20, isso pode significar que sua vida anda atarefada demais e você não consegue apontar nada significativo que lhe dê uma sensação gratificante de realização. Nesse caso, você pode, por exemplo, procurar maneiras de alinhar seu trabalho com seus interesses pessoais, criar um plano de poupança automática para a aposentadoria ou deixar alimentos saudáveis em destaque na cozinha, criando um ambiente melhor para sua saúde. Visitaremos Cingapura para ver como é uma vida com orgulho pelas realizações. O êxito naquela pequena ilha significa seguir as regras, avançando nos estudos, conseguindo um bom emprego, sustentando sua família e geralmente cumprindo ou excedendo as expectativas da sociedade. Embora possa requerer sacrificar de vez em quando o prazer pessoal, isso dá grande satisfação aos cingapurianos, conforme esperava o fundador do país, Lee Kuan Yew. Isso não significa que não somos inclinados ao êxito. Há também muita gente trabalhadora em Iowa, no Texas e no Havaí, mas os norte-americanos são mais propensos à armadilha de querer ter e fazer o mesmo que os amigos e vizinhos, para não parecer socialmente inferior. Como você descobrirá, uma chave para uma espiral ascendente de emoções positivas é montar uma rotina diária que aumente a satisfação com o que temos e evitar comparações negativas com os outros.

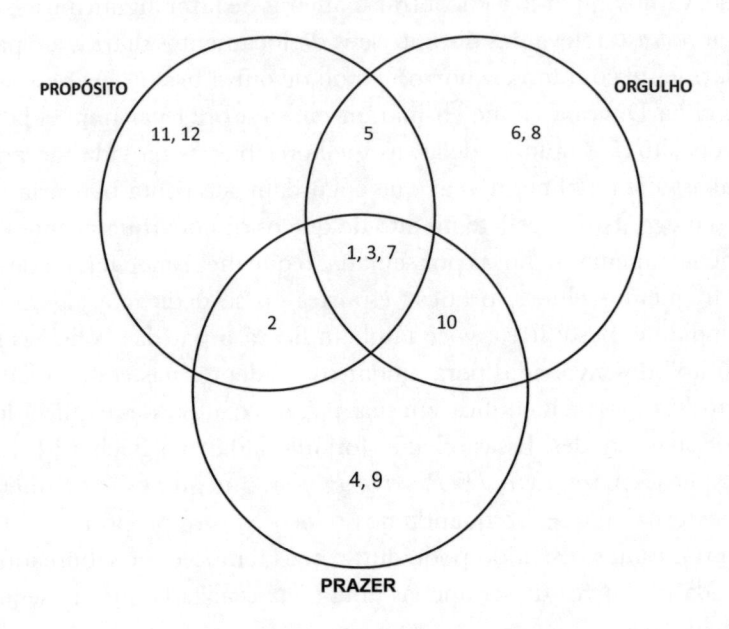

```
                    PROPÓSITO              ORGULHO
                      11, 12       5        6, 8
                              1, 3, 7
                          2           10
                            4, 9
                            PRAZER
```

De acordo com o que aprendi com as pessoas mais felizes do mundo e os especialistas em felicidade, a fórmula para um bem-estar sólido e duradouro entrelaça as três vertentes de felicidade. Hoje, acho que a verdadeira felicidade consiste em zonas sobrepostas de bem-estar que funcionam da seguinte forma:

1. Você vive com um companheiro amoroso

2. Você dedica 30 minutos inteiramente a seus filhos pelo menos cinco vezes por semana

3. Você tem um cachorro

4. Você passa menos de uma hora por dia vendo TV ou jogando videogames

5. Há pessoas em sua vida com quem você pode desabafar após um dia difícil

6. Você come pelo menos seis porções de frutas ou legumes diariamente

7. Você medita pelo menos uma vez por semana
8. Você vai ao médico e ao dentista pelo menos uma vez por ano
9. Sua casa tem bastante luz natural
10. Você mora perto de uma área verde, como um parque, e sua casa tem plantas, um aquário ou uma janela com uma boa vista
11. Você consegue articular seu senso de propósito ou missão na vida
12. Você cuida dos entes queridos, como filhos doentes ou pais idosos

Escolhi apenas alguns exemplos para marcar com X nesses círculos, mas eles transmitem bem a ideia. Nossos ambientes e muitas de nossas escolhas na vida dão suporte a uma das três vertentes da felicidade. Alguns combinam duas delas. Os mais propensos a trazer felicidade são os ambientes e escolhas nos centros, onde as três vertentes convergem. Cabe a você, com a ajuda das ideias, exemplos e orientações deste livro, encontrar seu caminho para esse centro feliz.

Fazer o Teste *Blue Zones* de Felicidade é um primeiro passo. Por meio dele, você aprende algo sobre a mescla singular de ingredientes em sua receita de felicidade e se está se ludibriando em uma ou outra dimensão da felicidade. Vamos agora a três dos lugares mais felizes do mundo, os quais têm muito a nos ensinar sobre viver com prazer, propósito e orgulho.

A Parte 2 aborda lugares notáveis do mundo, onde as pessoas vivem mais felizes, para que você conheça vários tipos de bem-estar. No capítulo sobre a Dinamarca, há um jovem casal do Leste Europeu que se mudou para a cidade de Aalborg porque se sentia infeliz em seu país, e novamente Sidse, cuja felicidade também tem raízes profundas no país. Vamos rever também Douglas, que encontrou a felicidade juntando uma fortuna em Cingapura, assim como Alejandro, que encontrou a felicidade ao se livrar de uma fortuna na Costa Rica. Suas histórias ilustram diversos caminhos para sentir felicidade, e cada capítulo termina com ideias viáveis para aplicar as lições deles em sua vida. Conforme mencionei anteriormente, o ambiente é importante para a felicidade pessoal e da comunidade, então concluiremos essa parte do livro recorrendo aos especialistas que participaram do Projeto *Blue Zones* de Consenso sobre a Felicidade para ouvir suas Dez Melhores Políticas – as coisas mais importantes que devem ser feitas em nível nacional para que todos vivam mais felizes. É fascinante comparar suas descobertas consensuais com o que aprendi visitando as *Blue Zones* pelo mundo. Porém, se essas recomendações nacionais não lhe interessarem, fique à vontade para ir direto à parte seguinte, sobre criar condições para a felicidade em seu entorno imediato.

Na Parte 3, vamos nos aprofundar mais em sua felicidade pessoal, examinando os fatores que mais impactam sua sensação de bem-estar. Imagine seu mundo como uma série de círculos concêntricos que moldam seu ambiente: sua comunidade, local de trabalho, amigos, vizinhos, família e seu eu interior. Você descobrirá por que a confiança é tão importante para o bem-estar. Ao entrar nos círculos internos de seu Raio Existencial, examinaremos estratégias comprovadas para remodelar sua casa, selecionar o círculo social, aproveitar ao máximo seu tempo no trabalho, organizar suas finanças e transformar sua paisagem emocional para que você sinta alegria, tenha propósito na vida e se sinta orgulhoso do que realizou.

PARTE 2

OS LUGARES MAIS FELIZES DO MUNDO

Nesta parte, visitaremos três lugares estatisticamente muito felizes e descobriremos por que suas populações se sentem assim. Em cada caso, reuni todas as pesquisas e análises estatísticas disponíveis para explicar por que esses lugares são tão felizes – e felizes de diversas maneiras. Mas, em vez de despejar um tsunami de fatos e números, vou apresentar as pessoas que ilustram as características-chave de cada lugar e contar suas histórias. Por meio da história dessas pessoas, espero que você tenha uma noção melhor de cada vertente da felicidade – seja prazer, propósito ou orgulho.

Note também que nenhum desses lugares é feliz por acaso ou por pura sorte. Em todos os casos, um indivíduo – ou um grupo – esclarecido pôs em marcha um projeto ou plano de ação que mostrou às pessoas que elas tinham controle sobre sua felicidade. Nos três lugares – a cidade de Aalborg, na Dinamarca, a cidade-Estado de Cingapura, em uma ilha, e a região de Cartago, na Costa Rica –, a felicidade teve uma origem, uma peça de dominó que ao cair desencadeou uma série de eventos, mudando, em princípio, o ambiente, para que favorecesse o bem-estar e, em seguida mudando as vidas de todos os habitantes.

No final de cada capítulo, darei sugestões claras extraídas da vida de pessoas que moram nas *Blue Zones* da Felicidade para que você as inclua em sua própria vida. Depois, no capítulo final desta parte do livro, partilharei alguns resultados do já mencionado Projeto *Blue Zones* de Consenso sobre a Felicidade. Daremos uma olhada no que nosso painel de especialistas acabou definindo como as Dez Melhores Políticas que os países deveriam adotar para criar um ambiente mais propício à felicidade para todos. É interessante observar que muitas dessas políticas coincidem com as práticas presentes nos lugares onde há mais felicidade no mundo.

CAPÍTULO 3

A FELICIDADE NA COSTA RICA

Alejandro Zuniga, um vendedor de abacates, lembra-se vividamente daquele telefonema. O relógio marcava 20h30 do dia 18 de julho de 2014 quando seu telefone tocou. Um amigo com quem ele trabalhava no mercado central em Cartago, uma cidade a leste de San José, queria lhe contar uma notícia incrível.

"Você ganhou na loteria!", gritou o amigo. Zuniga havia comprado o bilhete sorteado e agora receberia 50 milhões de colóns (cerca de US$ 80 mil) da Loteria Nacional.

O ganhador não acreditou, pois seu amigo adorava pregar peças nos outros, e Zuniga não estava no clima para brincadeiras, pois o dia havia sido longo e ele não tinha vendido todos os abacates. "Achei que era uma piada inconveniente", comentou ele. "Eu só tinha oito dólares no bolso."

Então, desligou o telefone.

Quando Zuniga chegou ao mercado no dia seguinte para trabalhar, os vendedores começaram a aplaudir. A notícia do bilhete premiado já havia se espalhado. Toda semana ele dava dinheiro ao amigo para apostar no mesmo número, e desta vez seu número havia ganhado uma bolada. E seu amigo, em vez de ficar de bico calado e pegar o dinheiro para si, estava lá para cumprimentá-lo.

Atordoado, Zuniga desfilou pelas bancas de produtos com passadas longas de macho alfa e trocou cumprimentos com as mãos espalmadas com seus amigos e colegas. Há décadas esse homem robusto de 56 anos era um pilar no mercado, onde dia após dia ia vender abacates, socializar e testar uma nova piada. Todo mundo o conhecia. Sempre que algum dos cerca de 60 vendedores ficava doente ou tinha uma emergência na família, era Zuniga quem passava uma caixinha de coleta para ajudar. Ele organizava excursões para todos irem torcer, nos fins de semana, pelo adorado time de futebol da cidade, o C.S. Cartaginés, que era sempre derrotado. Agora que esse amigo carismático e líder natural ficara rico, seus companheiros de mercado supunham que o perderiam para uma vida mais abastada.

A vida de Zuniga nunca foi fácil. Ele cresceu nas favelas, abandonou a escola aos 12 anos para trabalhar e se sustentar, lutou contra o alcoolismo e perdeu um grande amor aos 20 anos. Ele diz que venceu o vício graças à sua filha e à Virgem de Los Angeles, a santa padroeira de Cartago. "Descobri que o sofrimento sempre gera algo positivo", disse ele. "Às vezes, um pouco de tristeza faz bem."

Nas semanas após ganhar na loteria, porém, Zuniga surpreendeu os amigos voltando ao mercado como de praxe e anunciando seus produtos com o mesmo entusiasmo diário. Mas, discretamente, ele estava doando sua fortuna: um milhão de cólons para o amigo que lhe vendera o bilhete da loteria, outro milhão para o dono de uma banca que lhe ajudara a se sustentar em tempos difíceis e mais outro para um mendigo do mercado. O restante ele deu à sua mãe e às quatro mulheres com quem teve sete filhos. No prazo de um ano, havia doado tudo e estava falido – uma reviravolta que poderia ter abatido o ânimo de qualquer pessoa.

Mesmo assim, afirmou ele, "eu estava mais feliz do que nunca".

Como isso era possível?

O FATOR X LATINO

A resposta tem a ver com um cálculo complexo de felicidade na Costa Rica, onde uma alquimia entre geografia e políticas sociais sagazes criou uma mescla poderosa de laços familiares, sistema de saúde universal, fé, paz, igualdade e generosidade – uma qualidade que Zuniga claramente tem. Isso tudo culmina em uma receita ideal para usufruir a vida no dia a dia – a vertente de felicidade que chamamos de "prazer".

Considere a situação de Zuniga. Ele não tem carro, joias caras, roupas finas ou produtos eletrônicos vistosos, mas sua felicidade e senso de autoestima não dependem dessas coisas. Sua rotina de trabalho lhe proporciona seis ou mais horas de interação social com pessoas queridas. E ele vive em um país que, na maior parte do século passado, se dedicou a apoiar cada cidadão.

"O sistema social da Costa Rica se ocupa das necessidades da maioria das pessoas", afirmou Mariano Rojas, um economista costa-riquenho e especialista em felicidade da Faculdade Latino-Americana do Instituto de Ciências Sociais, da Cidade do México. "Ele permite que as pessoas se sintam seguras, relativamente saudáveis e sem a maioria das grandes preocupações, ao mesmo tempo que proporciona um ambiente no qual a maior parte dos cidadãos consegue se sustentar." Em países como a Costa Rica, conexões sociais, reuniões de família e a capacidade de criar momentos felizes e rir da adversidade parecem compensar a baixa renda, disse ele. As pessoas não caem na armadilha de trabalhar demais, gastar demais e socializar pouco.

Sem dúvida, os costa-riquenhos têm altas doses da vertente de felicidade descrita como "prazer". Enquanto dinamarqueses têm um profundo "propósito" na vida, e os cingapurianos buscam sentir "orgulho" na sua, os costa-riquenhos conseguem extrair o máximo de alegria do cotidiano. Segundo o *Relatório Mundial da Felicidade*, que acumula dados coletados em dez anos em 156 países, a felicidade sentida na Costa Rica é basicamente movida por níveis altos de apoio social e da família, além de generosidade, confiança, uma expectativa de vida saudável e um senso de liberdade que possibilita aos indivíduos encampar seus valores.

Nos últimos seis anos, a Base de Dados Mundial sobre Felicidade classificou a Costa Rica em primeiro lugar entre os países latino-americanos mais felizes. Os dados positivos são abundantes: o país tem os mais altos índices de alfabetização e os mais baixos de corrupção na América Latina, uma das populações mais longevas do mundo (na península de Nicoya) e está em vias de se tornar o primeiro país neutro quanto a emissões de carbono na Terra. Em resumo, a Costa Rica produz vidas mais longas e felizes por menos dinheiro do que qualquer outro lugar no mundo.

Em geral, quanto mais rico for um país, mais feliz ele é. Esse efeito, porém, é mais evidente em nações que ainda lutam para suprir as necessidades básicas de seus cidadãos. A Costa Rica vai além, produzindo a felicidade mais alta no cotidiano, o maior número de anos de vida felizes (a soma da expectativa de vida com a satisfação com a vida) e uma das taxas de mortandade na meia-idade mais baixas do mundo. Aqui, a combinação de fortes crenças religiosas, senso ampliado de família, boa saúde, paz, senso de igualdade, confiança e generosidade – todos estatisticamente associados ao bem-estar – gera mais felicidade por dólar do PIB do que em qualquer outro lugar.

"Você circula pela Costa Rica e todo mundo diz *pura vida*", comentou Carol Graham, que cresceu na América Latina e é especialista em economia da felicidade na *Brookings Institution*. Esse termo, "pura vida", é comumente usado para expressar "tudo bem" e "pegue leve", e ilustra o quanto os costa-riquenhos apreciam a vida, disse Graham. "Isso salienta como eles administram o país e o ambiente; ninguém anda armado atirando nos outros."

O epicentro da felicidade na Costa Rica é o Vale Central, uma bacia montanhosa de 11.366 km² revestida com coníferas e rodeada por encostas verdejantes que sobem até picos vulcânicos. Mais da metade dos 5 milhões de habitantes da Costa Rica vive aqui, sobretudo em cidades como San José, Heredia e Cartago. Abençoada com clima sempre primaveril, prosperidade e um dos melhores cafés do mundo, o povo trabalhador desse vale achou o ponto de equilíbrio entre batalhar pela vida e aproveitá-la.

A maior parte do período colonial na América Central foi dominada por latifundiários e presidentes apoiados por militares que serviam aos seus interesses. A história da Costa Rica foi diferente. Suas cordilheiras acidentadas, ravinas e a falta de mão de obra indígena barata desestimularam o surgimento de grandes fazendas. Por isso, donos de pequenas propriedades e agricultores independentes do Vale Central prosperaram após descobrirem um mercado internacional para seu café. Eles elegeram professores como presidentes, que, sem o fardo de instituições coloniais corrosivas, implantaram políticas que deslancharam uma espiral ascendente de bem-estar.

Em 1869, a Costa Rica tornou o ensino primário obrigatório para todas as crianças, incluindo as meninas. Na década de 1930, apresentava as taxas mais baixas de analfabetismo na América Latina. Ao mesmo tempo, o país investiu em água limpa em comunidades rurais, reduzindo doenças fatais na infância como cólera e diarreia e assegurando, assim, um início de vida saudável. Nos anos 1940, o país introduziu a assistência universal à saúde e a seguridade social. Até os vilarejos mais remotos tinham postos de saúde para atender grávidas e bebês.

Essa tradição persiste até hoje. Em uma manhã fresca de inverno, segui uma técnica de saúde pública chamada Ileana Álvarez Chavez, que carregava uma mochila e um pequeno *cooler* com vacinas pela cidade de Paraíso, no Vale Central. Parte do programa nacional Equipes Básicas de Atenção Integral à Saúde (Ebais), o sistema foi montado para manter a saúde de cada costa-riquenho. Equipes pequenas, que incluem um médico, um enfermeiro, um assistente para registrar os dados nos prontuários e vários técnicos, cuidam de cerca de 3.500 pessoas. A cota de Ileana requeria que ela visitasse 12 casas por dia. Em cada uma, ela passava 30 minutos para atualizar o prontuário médico dos moradores, medir a pressão arterial, dar vacinas e orientações e verificar se havia água parada, a fim de impedir a presença dos mosquitos que transmitem o vírus da zika.

Na casa dos Hernandez-Torres, Ileana orientou uma jovem mãe sobre uma dieta saudável para seu filho de dois anos e entregou vitaminas e vermífugos. Enquanto andava pela casa, ela notou que havia pão branco e leite na mesa da cozinha, então aconselhou ao pessoal que "comesse mais feijão, frutas e legumes". Na casa de Dora Astoria, de 89 anos, Ileana verificou os medicamentos, tirou a pressão arterial e marcou uma consulta para a senhora com o médico de sua equipe. "Muitas vezes detecto doenças antes que resultem em diabetes ou em um ataque cardíaco", disse ela. "Muitos pacientes meus são solitários e apreciam ter alguém que cuide deles."

Desde 1970, a expectativa de vida na Costa Rica aumentou de 65 para 80 anos, e a mortandade infantil caiu para apenas 7%. A mortandade por doenças cardiovasculares entre indivíduos de meia-idade é cerca da metade daquela dos Estados Unidos, embora a Costa Rica gaste 1/15 do que os Estados Unidos com assistência à saúde. O programa Ebais explica em grande parte os êxitos extraordinários da Costa Rica. Conforme me disse o ex-presidente José María Figueres, que implementou o programa, o sistema de saúde do país funciona tão bem porque visa, em princípio, manter as pessoas saudáveis. "Nos Estados Unidos os incentivos são alinhados para aumentar os custos", comentou ele. "Aqui, a ênfase há anos está na prevenção, porque, francamente, o objetivo de uma boa política de saúde é que as pessoas não adoeçam."

O atual presidente da Costa Rica, Luis Guillermo Solís, deu mais explicações sobre a felicidade no país. "Nós abolimos o exército em 1949", disse-me o historiador formado em Tulane quando o encontrei no Palácio Presidencial. "Em Honduras, os monumentos na praça homenageiam heróis militares; aqui, homenageamos a paz." Segundo Solís, um monumento em San José tem a seguinte inscrição: "Abençoada seja a mãe costa-riquenha que nunca tem de se preocupar que seu filho vá para a guerra". Ele salientou que quase todo mundo na Costa Rica estuda de graça e que suas políticas recém-instituídas, que dão mais direitos aos gays, fazem com que grande parte dos costa-riquenhos viva sem medo.

Certo dia fomos de carro ao centro de San José para ver se as políticas de Solís estavam tendo efeito. Era um final de tarde e, sob nuvens tingidas de magenta pelo pôr do sol, entramos em uma rua que tinha casas com telhados de zinco, janelas com grades e muros com arame farpado no alto. Paramos diante de uma casa alaranjada. Natalia Lazaroni saiu pela porta da frente usando sapatos de salto alto, um vestido justo com estampa de leopardo, cabelos na altura dos ombros e batom fúcsia. Apenas a voz grossa denotava seu gênero de nascimento.

Nascida Byron Fuentes, em Honduras, ela mudou de sexo aos 16 e enfrentou anos de chacotas e abuso. Então se mudou para a Costa Rica porque, segundo ela, a prostituição por lá era mais lucrativa, mas acabou se radicando em razão dos benefícios: *checkups* de saúde, consultas com psicólogos e preservativos gratuitos, uma bolsa de estudos e até o direito a aposentadoria pela seguridade social. Além disso, em qualquer outro lugar na América Central ela seria humilhada e espancada. Eu pedi que ela avaliasse sua felicidade em uma escala de 1 a 10.

"Avalio em 9", disse ela. "Aqui sou livre para ter uma vida que me define."

Outras pessoas relataram níveis semelhantes de satisfação. Em Cartago, conversei com um imigrante salvadorenho que escapou da Guerra Civil nos anos 1980 e agora estaciona carros, uma mãe que vive com as três filhas e tem uma loja de roupas, uma costureira de 104 anos, uma viúva de 31 anos com seis filhos, que agora mora no centro de um enorme conjunto habitacional, e um refugiado colombiano chamado Carlos, que chegou à Costa Rica em 2002 com 200 pares de calçados para vender e agora tem três empresas. Todo mundo que conheci avaliou sua felicidade como 9 ou 10, dando o crédito à Costa Rica por seu bem-estar.

Construindo igualdade

Ele estava me esperando em um restaurante da rede Denny's na capital caótica e arenosa da Costa Rica. Era uma noite escura e ele estava sozinho em uma mesa no meio do salão, tomando uma xícara de chá Lipton. Baixo, vigoroso e com cabelo castanho ralo, usava uma camisa guayabera branca e mocassins. Quando me aproximei para cumprimentá-lo, ele me deu um aperto de mão, outro no braço e as boas-vindas a seu país.

Tínhamos nos conhecido por acaso havia alguns meses, em um evento social em outro país. Quando ele me contou que era da Costa Rica, passamos a conversar animadamente sobre a península de Nicoya, uma região de seu país sobre a qual tomei conhecimento durante minhas pesquisas para The *Blue Zones*, meu livro anterior sobre longevidade. Ele parecia saber tudo sobre Nicoya, incluindo a respeito de sua complexa rede de postos de saúde e sua baixa taxa de mortalidade. Quando finalmente perguntei o que fazia profissionalmente, ele respondeu sem qualquer afetação, "eu fui presidente", como se isso fosse tão trivial quanto ser motorista de ônibus.

Seu nome era José María Figueres, e ele esteve à frente do governo da Costa Rica de 1994 a 1998. Após esse primeiro contato, ele concordou em me encontrar outra vez em San José em 2016, onde ainda era uma figura pública altamente popular. Durante a entrevista no restaurante, homens e mulheres vinham à mesa para agradecer a ele tudo o que havia feito pelo país. Perguntei ao ex-presidente sobre o notável êxito da Costa Rica. Qual era a fórmula?

"Essa não é uma questão simples", disse ele. "Mas, em primeiro lugar, eu diria que criamos uma sociedade muito igualitária em termos de comportamento social. Todo mundo fala com todo mundo nesse país. Não há timidez nem barreiras diante das diferenças de classe. Essa, portanto, é uma das razões.

"Acho que outro fator é que há décadas uma cultura de paz se instalou em nosso DNA. Em certos países que passaram por disputas internas, guerra civil ou externa, quando há uma discórdia eles simplesmente saem cortando cabeças. Aqui, nosso DNA nos incita a conversar em caso de discórdia.

"O terceiro componente, obviamente, é o grande investimento que fizemos em educação, o que vai na mesma direção, digamos, de boas maneiras em sociedade."

O ex-presidente falou com orgulho do progresso social de seu país. A Costa Rica superou muitos desafios em sua história recente. O pai de Figueres, José Figueres Ferrer, liderou a Revolução de 1948, que criou a base da Costa Rica moderna. Conhecido popularmente como "Don Pepe", ele era um social-democrata que desmantelou o exército, concedeu cidadania plena a mulheres e negros, nacionalizou os bancos, cobrou impostos dos ricos e fortaleceu os sistemas de saúde e educação do país. Então, após aprovar mais de 800 decretos em 18 meses, ele renunciou, passando o poder para um rival político. Foi uma demonstração impressionante de seu compromisso com o sistema democrático.

"Qual foi a maior contribuição do seu pai para a felicidade na Costa Rica?", perguntei, a fim de saber se Figueres Ferrer tinha o bem-estar em mente quando governou o país.

"Sem dúvida, foi a abolição do exército que nos deu uma cultura muito forte de paz, civilidade e democracia", respondeu ele. "Meu pai era um autodidata que lia muito e era imbuído de ideias socialistas no bom sentido. Ele queria criar programas governamentais que, de certa forma, nivelassem a situação geral e oferecessem oportunidades para toda a população."

De volta ao mercado central em Cartago, em um sábado de manhã, consumidores circulavam entre as bancas de pimentões, cebolas, beterrabas, mandiocas, coentro, bananas-da-terra, papaias e verduras, pechinchando preços com os vendedores e enchendo suas sacolas. Em meio à animada algazarra, os vendedores, em sua maioria homens de meia-idade com apelidos como Canino, Bolacha e Panqueca, e vestindo suéteres manchados e sem manga ou camisetas surradas, se ocupavam das vendas, mas, sobretudo, interagiam uns com os outros. Eles tinham um acordo tácito: confiar uns nos outros, jamais baixar os preços, sempre se ajudar e nunca perder uma oportunidade para zombar de si mesmos.

Na entrada do mercado, uma onda palpável de empolgação envolveu a multidão. Era Zuniga passando pelas bancas na entrada do edifício, onde todos os seus amigos trabalham. Os vendedores batiam palmas e davam vivas, chamando-o pelo apelido, "Chambers, Chambers, Chambers", fingindo admiração. (Esse apelido, que significa "driblador", aludia à obsessão dele por futebol.) Havia algo em sua presença, sua altura, seu cabelo grisalho luminescente e seus movimentos que intensificava o nível de energia do mercado. De camisa polo azul, jeans impecáveis e sapatos confortáveis, ele passava cumprimentando todos com toques de punho, conversando um pouco com cada um, partilhando fofocas sobre o mercado e contando piadas. Para ele, a tarde por ali era mais como uma festa descontraída do que uma série de transações comerciais.

A cargo de mais de 200 abacates dispostos em filas bem ordenadas, Zuniga nunca descansava. Ele assobiou para um táxi de passagem, ajudou um garoto entregador a fazer uma curva com o carrinho e gritou "eu amo você!" para um amigo do outro lado da rua, enquanto empacotava abacates para seus clientes. No final da tarde, quando os outros vendedores começaram a fechar as bancas, Zuniga ainda tinha 50 abacates sobrando. Perguntei o que ele faria se não conseguisse vendê-los. "Vou dá-los por aí", disse ele com um aceno amplo de mão. "Uma mão generosa nunca fica vazia."

LIÇÕES: COMO VIVER COMO UM TICO

Boa parte da felicidade sentida pelos "ticos e ticas", como os costa-riquenhos se autodenominam, se deve a fatores como o excepcional apoio social, a liberdade para fazer as próprias escolhas de vida e a cultura da generosidade. A mentalidade de otimismo e gratidão ilustrada pela expressão "pura vida" permeia todos os aspectos existenciais por lá, desde a maneira como as pessoas interagem umas com as outras até o amor pelo país, o qual é uma fonte de deleite e orgulho.

A Costa Rica adotou medidas inovadoras para proteger seu meio ambiente e biodiversidade extraordinários. Desde 1996, 3,5% do imposto sobre gás do país é usado para manter as florestas, que quase dobraram de extensão nos últimos 30 anos. Além de contribuir para o bem-estar dos costa-riquenhos, essas políticas também fomentaram o turismo, que hoje é um motor da economia nacional. Em 2015, a Costa Rica se tornou o primeiro país no mundo a produzir 99% de sua energia elétrica a partir de fontes hidrelétricas, geotérmicas, eólicas, solares e de biomassa.

Com a ajuda dos já mencionados especialistas em felicidade, Mariano Rojas e Carol Graham, assim como de sua colega Nicole Fuentes, da Universidade de Monterrey, da Cidade do México, aqui estão algumas dicas para que você tenha uma vida tão alegre quanto a de um costa-riquenho.

1. Crie rituais sociais diários. Os costa-riquenhos são peritos em criar momentos felizes cotidianos, sem precisar de ocasiões especiais. Amigos se reúnem para ver futebol, tocar música, preparar *carne asada* (churrasco) com a família ou os vizinhos, tomar cerveja e contar muitas anedotas.

Lições: Conviva com seus amigos ou faça amizade com seus vizinhos. Organize horas felizes de improviso, refeições em que cada um leva algo ou que sejam preparadas no quintal. Lembre-se de que as pessoas ficam mais felizes nos dias em que socializam por cinco ou seis horas. Estar com outras pessoas também reforça ou prioriza outras atividades, como trabalhar, comer, ver TV ou fazer tarefas domésticas.

2. Usufrua "pequenos" dias especiais. Mulheres se reúnem com as amigas uma vez por semana para botar a conversa em dia, rir e fofocar nos *martesitos*, *miercolitos* ou *juevecitos* – terças, quartas ou quintas-feirinhas. Mulheres que trabalham fora geralmente fazem isso no início da noite. Para mães que ficam em casa, esses encontros são à tarde. Considerados "o tempo delas", tais reuniões mantêm os relacionamentos saudáveis e vibrantes.

Lições: Faça parte de um clube de leitura, de caminhadas, de estudos da Bíblia ou crie um. Reserve um tempo toda semana para receber seus melhores amigos e transforme isso em um ritual. A maioria das pessoas não socializa o suficiente para aumentar sua felicidade.

3. Estabeleça um ritual semanal em família. As famílias costa-riquenhas se reúnem tradicionalmente para refeições aos sábados ou domingos. Pode ser um almoço mais tarde, após o qual as crianças vão brincar e os adultos continuam à mesa conversando. Ou as pessoas chegam mais cedo para o jantar no domingo e ficam até mais tarde. Essas ocasiões reúnem avós, pais, filhos, filhas, noras, genros, primos e amigos íntimos da família, então as conversas entre diferentes gerações são animadas e fartas em humor.

Lições: Organize um jantar semanal com sua família estendida. Caso não tenha muitos parentes próximos, ou se sua família for tediosa, convide amigos para deixar o jantar interessante. Prepare comidas gostosas, seja um bom anfitrião e crie um clima divertido para que as pessoas queiram voltar. Uma família com laços fortes funciona como um círculo social e também como uma rede de segurança nas épocas difíceis.

4. Coma com os colegas de trabalho. No mercado de Cartago, os vendedores fecham as bancas ao meio-dia e almoçam juntos no restaurante de frutos do mar La Marisquería, onde apreciam a famosa sopa de peixe, arroz e feijão. Ali eles falam de assuntos como o trabalho, a família e o futebol, e contam piadas. Esses homens não só estão revigorando seus corpos, mas também suas almas.

Lições: Resista à tentação de comer em sua mesa de trabalho. Convide os colegas para almoçar por ali ou juntar marmitas. Fale com seu empregador sobre a possibilidade de a empresa estimular os funcionários a comerem juntos.

5. Garanta uma dose de humor diária. Os costa-riquenhos passam por provações como todos os seres humanos, mas superam isso com humor. Quando alguma notícia sobre um político corrupto deixa as pessoas furiosas, as mídias sociais divulgam imediatamente piadas a respeito.

Lições: Leia as tirinhas de jornal, assim como as páginas com editoriais. Veja um vídeo divertido no Facebook ou no YouTube. Isso melhora seu ânimo e reduz o estresse tanto quanto 20 minutos andando na esteira.

6. Pratique sua religião. A maioria dos costa-riquenhos é católica, especialmente em Cartago, a terra da Virgen de los Angeles, a santa padroeira do país. O pessoal local diz que sua fé lhe dá senso de propósito e ajuda a amenizar o impacto das provações na vida. Para muitos, a missa semanal é uma chance de desanuviar e se livrar do estresse, e seus melhores amigos são da mesma igreja.

Lições: Pratique sua religião. Caso não tenha uma, vá a templos de diferentes religiões para ver se alguma delas desperta seu interesse.

7. Coma seis porções de frutas e legumes todo dia. O mercado de Cartago vende frutas e legumes, incluindo papaias, mangas, beterrabas, couves e mandiocas. Os produtos são frescos, baratos, deliciosos e acessíveis o ano todo – uma fonte diária de nutrição e prazer.

Lições: Coma pelo menos seis porções de frutas e legumes por dia. Além de melhorar sua saúde, isso também fomenta sua felicidade. Pesquisas mostram que pessoas que comem oito porções de frutas e legumes diariamente sentem um aumento significativo no bem-estar equivalente a conseguir um novo emprego.

8. Compre alimentos diariamente. As pessoas em Cartago não ficam sentadas esperando que a Amazon venha entregar suas compras. A maioria das pessoas anda até o mercado diariamente, onde fofocam e trocam gracejos com seus vendedores preferidos e amigos, depois voltam para casa com alimentos frescos.

Lições: Garanta sua dose diária de interação social, atividade física e produtos frescos caminhando até a mercearia. Esses três ingredientes ajudam a ter um cotidiano feliz.

9. Pratique a generosidade. Um ditado dos costa-riquenhos, *Dios se lo paga*, significa que o que você dá nesta vida será recompensado na próxima por Deus. Estudos mostram que a generosidade sempre compensa. (Aliás, pesquisadores da Universidade do Oregon descobriram que, quando davam US$ 100 às pessoas, estas ficavam mais felizes ao doar esse dinheiro do que ao gastá-lo consigo mesmas.)

Lições: Ninguém leva dinheiro para o caixão, partilhe-o, então, agora. Seja o primeiro a pagar a conta em refeições, dê gorjetas generosas e doe para obras de caridade.

10. Fomente a felicidade no local de trabalho: o Código de Cartago. Os cerca de 120 vendedores do mercado central em Cartago seguem um código tácito de conduta que é benéfico para os negócios e também os torna felizes em seu local de trabalho. Esses homens e mulheres passam o tempo vendendo produtos de boa qualidade, inclusive com a banca ao lado vendendo a mesma coisa, e todos seguem essas regras implícitas:

- Comece cada dia com um cumprimento. Ninguém vem trabalhar sem dar um olá para os outros.

- Use apelidos. Todos têm um apelido afetuoso que reflete sua personalidade. Apelidos servem para criar uma atmosfera leve de convivência e familiaridade.

- Transforme a concorrência em cooperação. Embora tecnicamente todos os vendedores sejam concorrentes, eles estão sempre dispostos a cooperar – nunca oferecem preços mais baixos do que os dos colegas, cuidam das bancas dos outros durante almoços e intervalos e indicam clientes uns aos outros.

- Crie uma comunidade. Os vendedores têm um elo especial: mais do que associados, mas não exatamente amigos. Quando um deles adoece ou tem uma morte na família, os outros coletam dinheiro ou cuidam da banca durante sua ausência.
- Nunca dispense uma piada. O humor é uma moeda mais importante do que dinheiro vivo. Os vendedores competem entre si para contar uma anedota nova ou fazer uma troça bem-humorada com um colega. Isso cria uma atmosfera divertida e sem estresse.
- Confie "de olhos fechados". É assim que o "Cartel da Cenoura de Cartago" descreve seu relacionamento interno. Os vendedores não trancam seu dinheiro ou estoque em um cofre nem roubam os clientes uns dos outros.

Lições: Sempre que apropriado, aplique essas regras ao seu contexto.

CAPÍTULO 4

A FELICIDADE NA DINAMARCA

~~~

Ervins Trans pode parecer um exemplo inusitado da felicidade dinamarquesa. Barbudo, com rabo de cavalo, fã de echarpes e de tênis da marca Converse, esse *nerd* assumido de 29 anos passou seus primeiros 25 na Letônia. Segundo ele, a sociedade por lá é tão corrupta e incompetente que a polícia aceita propinas, médicos vivem sobrecarregados e "bombeiros bêbados dormiam enquanto edifícios ardiam em chamas". Ele viu seu pai, desempregado e devastado espiritualmente, beber até morrer. Com a mesada mirrada dada por sua avó, ele entrou em uma faculdade de Direito e morou em dormitórios que descreveu como "piores do que dormir em um colchão sob uma ponte". Quando percebeu que ser advogado na Letônia lhe renderia apenas um emprego público mal pago ou uma carreira "defendendo pessoas más", abandonou os estudos.

Para poupar dinheiro, Ervins se mudou para uma parte violenta de Riga, a capital da Letônia, onde regularmente presenciava assaltos na frente da porta de sua casa. Sua verdadeira paixão era programação de computadores, mas ele não tinha como pagar pelas aulas. "Eu passava muito tempo sozinho em casa e sempre me sentia cansado", relembrou. "Toda manhã eu acordava pensando 'não tenho certeza, mas talvez hoje eu me suicide. E amanhã pode ser pior'. De fato, eu não conseguia imaginar qualquer futuro."

Em 2012 ele conheceu Valerija Trane, uma ruiva dinâmica com desejo de partir para qualquer outro lugar. Ela partilhava a paixão de Ervins por web design e jogos de videogame em 3-D. Assim como ele, ela estava farta da Letônia e se sentindo infeliz. Ela era formada em um sistema de ensino que exigia que os pais pagassem aos professores para ensinarem, e seus colegas de escola a amolavam em razão do visual vanguardista e de seus penteados. "Eu estudava artes, mas na Letônia ter isso como profissão é considerado uma tolice", disse ela, que além disso, desde muito jovem, era assediada por homens e não se sentia segura nas ruas. Então convenceu Ervins enquanto se inscreviam em universidades estrangeiras. Quando a Universidade de Aalborg, na Dinamarca, os aceitou, suas vidas mudaram para sempre.

Aalborg é um lugar pequeno e pitoresco em um fiorde plácido, com um vago odor de arenque defumado. Durante a maior parte do século passado, foi uma cidade industrial que produzia cimento, pés de porco e aquavit. No entanto, quando a União Europeia, recentemente, fez um levantamento com 83 cidades na Europa, Aalborg ficou no topo da lista de quase todas as categorias que sugerem uma vida feliz. A Universidade de Aalborg merece grande parte do crédito por isso. Em 1970, quando mudou o foco de treinamento vocacional para ciências, a universidade fomentou uma economia mais contemporânea. Empresas de energia eólica, telecomunicação e microchips surgiram e prosperaram, assim como vários edifícios criativos projetados por arquitetos que aparentemente gostavam de brincar com peças de Lego na infância. Em agosto de 2012, Ervins e Valerija se mudaram para um desses edifícios nos arredores de Aalborg e começaram a estudar.

Seus vistos de estudante só lhes permitiam ter empregos de meio expediente. Trabalhar 15 horas por semana era preocupante em termos de sobrevivência, mas, como estudantes no país, Ervins e Valerija não tinham despesas com taxas de ensino ou atendimento à saúde. Um subsídio habitacional lhes permitiu alugar um apartamento na orla da cidade e, como não podiam ter um carro, as excelentes ciclovias e transporte público facilitavam ir a qualquer lugar em Aalborg em poucos minutos. Então veio mais uma surpresa incrível: eles descobriram que os estudantes na Dinamarca recebem cerca de US$ 900 por mês para ir à escola.

"Fui criada para não confiar em ninguém", relembrou Valerija quando a encontrei no Love Café, um ponto de encontro onde imigrantes do mundo inteiro partilham uma refeição todo domingo à noite. "Mas no decorrer do tempo fiz muitos amigos aqui, a ponto de ter dado uma chave de minha casa a uma delas."

"Agora somos espantosamente felizes", acrescentou Ervins, que me disse que em uma escala de 1 a 10 sua felicidade aumentara de 4 na Letônia para 8 na Dinamarca.

Aqui estavam duas pessoas saudáveis e inteligentes que até poucos anos atrás eram infelizes, com perspectivas de vida sombrias e à beira da depressão. Eles não ficaram ricos, não se curaram de uma doença terrível, não ganharam fama nem reconhecimento, não se trataram com um psicólogo, não fizeram um curso sobre felicidade nem tentaram dicas ou truques ensinados em revistas. Mesmo assim, estavam muito mais felizes apenas por terem se mudado para Aalborg.

UTILIZANDO A HUMILDADE

Conheci Ervins e Valerija em minha terceira viagem à Dinamarca para explorar o tipo singular de felicidade do país, o qual parece fazer as pessoas terem uma vida melhor, com propósito, do que qualquer outro lugar. Nos últimos 40 anos, a Dinamarca tem figurado com destaque nas classificações dos países mais felizes do mundo. Segundo a Base de Dados Mundial sobre Felicidade, quando as pessoas na Dinamarca são indagadas sobre o quanto aproveitam a vida, em uma escala de 1 a 10, a média de suas respostas é 8,4. E essa felicidade é mais uniformemente distribuída entre a sociedade dinamarquesa do que em qualquer outro ponto do globo.

Utopia de bolso

Se a confiança dinamarquesa deriva de um sistema que se ocupa de cada um desde o berço até o túmulo, então a jovem que conheci na cidade de Aalborg era a pessoa ideal para me dizer como era isso. Encontrei Sidse Clemmensen em sua cozinha, onde ela estava tomando chá. Ela tinha 35 anos, cabelos castanhos curtos e vestia uma blusa sem mangas e chinelos marroquinos. Exceto pelo *piercing* de diamante no nariz, ela parecia uma mãe comum e estava grávida mais uma vez.

Clemmensen, seu companheiro e as duas filhas eram uma das 22 famílias que vivem em um complexo de coabitação – um *bofaellesskap*, ou "casa partilhada". Cada família tinha uma casa pequena que parecia feita de peças de Lego, mas todas partilhavam um jardim enorme, lavanderia, oficina, depósito, estacionamento e salão de refeições, onde podiam fazer refeições comunitárias. (Cada família prepara uma ou duas refeições por mês para toda a comunidade e depois come as demais refeições de graça.) Encarapitado em uma colina baixa com vista para pastos ondulados, o complexo era bem localizado, permitindo ir de bicicleta à escola primária do bairro e à universidade local, onde Clemmensen trabalha como pesquisadora.

Clemmensen disse que duas das famílias atuais na cooperativa eram os proprietários originais (ex-hippies dos anos 1970, cujas casas agora eram equipadas com *laptops* e máquinas de café expresso), quatro pessoas eram solteiras e o restante era composto por jovens pais de família. Crianças circulavam sozinhas na área toda e nas matas ao redor, e volta e meia iam para a casa de um amiguinho, onde se sentiam como se estivessem na própria casa. Esse era um arranjo conveniente para os pais, que podiam contar com cuidados grátis para os filhos num piscar de olhos.

Os moradores se tratam como *bofaellas*, algo mais que vizinhos, porém não amigos íntimos, explicou Clemmensen. Essa coabitação permite manter a privacidade, mas também incita a socialização. Basta sair de casa para se deparar com vizinhos no jardim ou na lavanderia.

"O esquema dinamarquês de coabitação é muito bom, pois proporciona uma rede de amizade em um contexto individualista", comentou Ruut Veenhoven. À moda escandinava, isso oferece uma mescla elegante de privado e público, e também parece uma boa metáfora para a sociedade dinamarquesa como um todo, com sua ênfase em confiança e apoio social.

"O Estado me dá tudo o que preciso", afirmou Clemmensen. "Minhas filhas são felizes, tenho um grande companheiro e adoro meu trabalho."

Enquanto falava sobre sua vida, Clemmensen me ofereceu mais chá e um prato com melancia. Então, ela foi interrompida pelas duas filhas pequenas, que pularam em seu colo para abraçá-la e pegarem uma fatia de fruta. Assim sendo, pensei que essa comunidade atingira o equilíbrio perfeito entre a necessidade de privacidade e o desejo instintivo por interação humana, apoio e confiança.

Segundo Peter Gundelach, sociólogo na Universidade de Copenhague, a felicidade na Dinamarca remonta à Segunda Guerra de Schleswig, em 1864, quando a Dinamarca perdeu 40% de seu território e da população para a Prússia. "Com essa derrota que nos humilhou, perdemos a ambição de ser uma superpotência mundial", disse ele. "Então nosso governo optou por começar a reconstrução interna e fortalecer nossa identidade nacional."

Durante o último século e meio, o governo dinamarquês investiu fundos em generosos programas sociais, criando um Estado próspero de bem-estar com um dos PIBs *per capita* mais altos do mundo, a porcentagem mais alta do orçamento nacional gasta com cuidados com a infância, os mais baixos índices de corrupção e os mais altos de confiança nos outros – todos os fatores estreitamente ligados à felicidade. Os dinamarqueses crescem acreditando ter direito a atendimento à saúde, educação e renda vitalícia. Estudantes universitários, conforme Ervins e Valerija descobriram, têm uma ajuda financeira do governo e não pagam taxas pelos estudos. Em média, um estudante universitário leva 6,6 anos para se formar na Dinamarca, o que dá aos jovens o tempo necessário para descobrir as vocações e *hobbies* que verdadeiramente os satisfazem em longo prazo. Pais recentes podem tirar licença de um ano paga pelo governo, recebendo salário quase integral; isso vale para pais gays e lésbicas, os quais têm direito a se casar desde 1986. As pessoas na Dinamarca trabalham bastante, porém raramente mais de 37 horas por semana, e não abrem mão das férias. O preço de tais benefícios generosos é a taxação de impostos mais alta do mundo, que começa em 42% e chega a 68% para quem ganha mais – um elemento nivelador que possibilita que lixeiros ganhem mais do que médicos.

"A felicidade dinamarquesa é estreitamente ligada à noção de *tryghed* que eles cultivam, o sentimento de forte aconchego que começa com o amor materno e se estende à relação que os dinamarqueses têm com o governo", afirma Jonathan Swartz, antropólogo norte-americano que mora em Copenhague. "Não é tanto uma questão de o sistema assegurar a felicidade, mas ele evita que as pessoas façam coisas que as tornem infelizes."

Isso também pode ter a ver com o desdém dinamarquês por narcisismo exibicionista, que remonta à vida na aldeia expressa pelas Leis de Jante, a lista de comportamentos aceitáveis e inaceitáveis mencionada no romance de 1933, *Um fugitivo cobre seus passos*, de Aksel Sandemose. Você não é superior a nós, diz uma dessas leis, então nem tente fazer nos sentirmos por baixo. A ambição é uma falha de caráter na Dinamarca; é mais fácil ganhar respeito circulando de bicicleta do que em um BMW. Mas no mundo contraintuitivo da felicidade dinamarquesa isso também é uma bênção. Em um país onde, de acordo com uma anedota, o homem extrovertido é aquele que olha os sapatos dos outros em vez dos próprios, há pouca pressão para se exibir. Como resultado, faz pouco sentido dar duro em um emprego desagradável só para se conseguir dinheiro e status. Portanto, as pessoas são mais propensas a procurar ocupações de acordo com seu gosto e suas paixões. A Dinamarca é o berço de alguns dos melhores arquitetos, designers de móveis e *chefs* de restaurante do mundo.

Diante dos impostos altos e dos salários modestos, os dinamarqueses não mobíliam suas casas com peças de design nem vão toda semana a restaurantes três estrelas do Guia da Michelin, porém, valorizam coisas nacionais de qualidade. "Os dinamarqueses planejam uma compra durante meses, pesquisam muito e saboreiam o processo", disse-me o jornalista Anders Weber, de Copenhague. "A peça central na nossa casa é uma mesa cara que custou o salário de um mês e consumiu um ano de planejamento."

Terceira maior cidade do país, Aalborg perde para Copenhague e Aarhus em tamanho, artes e, alguns diriam, em ostentação, mas isso só a torna mais tipicamente dinamarquesa. Ela é a capital regional mais ao norte do país e tem invernos longos e escuros, mas as pessoas se reúnem ao redor de mesas à luz de velas, conversam ou se distraem com jogos – um tempo de qualidade sem drama conhecido localmente como *hygge*. Depois, de maio até outubro, elas migram para 62 mil casas de verão, onde cultivam legumes em hortas e conversam com os vizinhos pela cerca viva. Ou, então, vão caminhar com calçados confortáveis pelo cais do Limfjord e se cumprimentam sutilmente, inclinando a cabeça – o cumprimento padrão desses dinamarqueses estoicos.

Aalborg apresenta as vantagens adicionais de ter porte médio e 200 mil habitantes, grande o suficiente para as pessoas acharem um emprego e um companheiro a seu gosto, porém, não a ponto de causar desgaste. Esse tamanho é o ideal, em termos mundiais, para a felicidade, segundo estudiosos desse campo. "Em cidades com mais de 200 mil habitantes existe menos felicidade", diz Adam Okulicz-Kozaryn, professor-assistente de políticas públicas na Universidade Rutgers–Camden. "Há um excesso de gente, barulho e poluição. Não é um ambiente social favorável para humanos. Em cidades menores, há mais chance de se desenvolver bons relacionamentos." Pesquisas mostram que o bem-estar é mais alto em lugares perto da água, com acesso fácil a recreação ou que oferecem a oportunidade de encontrar os amigos e conhecidos durante o dia, para obter o que levantamentos da Gallup-Sharecare sugerem ser as seis horas ideais de interação social por dia. Em outras palavras, há mais chance de ser feliz em uma cidade como Aalborg.

Isso nos traz de volta a Ervins e Valerija. Eles deixaram uma vida infeliz no Leste Europeu por uma satisfatória em Aalborg. Como a maioria dos habitantes que pesquisamos na Dinamarca, eles disseram que se sentem seguros, confiam nas pessoas e acham o governo eficiente e prestativo. Quase todas as pessoas em Aalborg estavam satisfeitas com sua situação financeira e sua vida em geral. Causaria surpresa se Ervins e Valerija descrevessem sua felicidade como "espantosa" quando comparada com o que sentiam na Letônia?

A IMPORTÂNCIA DO LUGAR

Para descobrir se o simples ato de se mudar para um lugar mais feliz pode realmente tornar alguém mais feliz, entrei em contato com o economista canadense John Helliwell. Ele é um homem interessante, cuja

cuja carreira estudando a felicidade lhe foi pessoalmente benéfica. Todo verão ele vai para a Colúmbia Britânica, onde tem uma casa de campo na ilha Hornby, ao lado do Helliwell Provincial Park – terra que sua família doou ao sistema de parques da província. Ele também coedita o *Relatório Mundial da Felicidade*, publicado anualmente, o maior conjunto mundial de dados sobre felicidade. Poucos anos atrás, ele resolveu investigar a crença muito difundida entre acadêmicos de que todos nascemos com um "sistema de controle" de felicidade, e que acontecimentos na vida só afetam temporariamente nossa felicidade. Estudos famosos no passado sugeriam que grande parte das pessoas que passam por experiências radicais na vida (como ganhar na loteria ou ficar paralítico) recuperavam seus níveis inatos de felicidade no prazo aproximado de um ano. Em outras palavras, tanto coisas boas – como um aumento de salário, uma promoção ou um casamento – quanto coisas ruins – como levar um tiro, se divorciar ou perder um ente querido – tenderiam a ter somente efeitos temporários sobre a felicidade. Mas, ao examinar 400 mil respostas acerca da satisfação com a vida no Canadá, John e seus colegas notaram algo diferente.

O Canadá é um país bem feliz, que ficou em sexto lugar em classificações mundiais em 2016. (Em uma escala de 1 a 10, a média canadense foi 8,1.) Nos últimos 40 anos, houve levantamentos com imigrantes de mais de cem países que se mudaram para o Canadá. Havia gente vinda da África, Ásia, América Latina e Leste Europeu que descrevia níveis de felicidade bem mais baixos nesses lugares do que o que sentiam no Canadá. John e seus colegas então descobriram que, independentemente da origem deles, no prazo de poucos anos após a chegada ao Canadá, esses estrangeiros passaram a relatar níveis de felicidade próximos aos daqueles do país que os adotou – livremente de sua classe, gênero, idade e profissão.

Eles se contagiaram com o bem-estar do Canadá.

Esse estudo é revelador do que aconteceu com os amigos que fiz na Dinamarca. Telefonei recentemente de minha casa em Minneapolis para Ervins. Era o início da noite em Aalborg e ele e Valerija haviam acabado de jantar. Nos meses que passaram desde que os vira pela última vez, Ervins havia fechado um contrato de longo prazo para desenvolver sistemas de computador.

"Agora que você tem esse trabalho, o quanto está feliz?", perguntei a ele.

"Você se lembra que contei que na Letônia eu não conseguia vislumbrar o amanhã?", replicou ele. "Agora eu enxergo minha semana como se fosse feita só de domingos."

LIÇÕES DA DINAMARCA: A TRIFETA NA FELICIDADE

A Dinamarca é um marco de excelência em quase todas as facetas da felicidade. Além de sua cultura, que valoriza o propósito, ela também fica sempre no topo ou perto dele em todas as listas importantes sobre prazer (felicidade sentida) e orgulho (felicidade avaliada). O governo do país deixa o caminho livre para seus cidadãos viverem bem. A maioria não tem de se preocupar em gastar com assistência à saúde, educação ou aposentadoria, portanto, se sente livre para buscar empregos agradáveis e tem muito tempo para recreação. Como podem descobrir suas paixões e exercê-las todo dia, os dinamarqueses se realizam, se sentem bem e têm vidas profundamente gratificantes.

Em grande parte, eles conquistaram essa trifeta da felicidade porque, como nação, deram um salto mais alto do que o resto do mundo em termos dos fatores essenciais para a felicidade. A Dinamarca foi o primeiro país a educar filhas de agricultores (na década de 1860) e a dar às mulheres o direito ao voto (1915). Parte do sistema educacional não formal do país, as faculdades Folk foram as primeiras no mundo a instruir camponeses nas artes liberais. Seus sindicatos estiveram entre os primeiros a assegurar um salário decente aos trabalhadores. Aliás, grande parte das políticas de educação, assistência à saúde e aposentadoria grátis da Dinamarca derivam dessa inovação.

O tipo de felicidade da Dinamarca mostra que, quando se tem as necessidades básicas (alimentação, moradia, assistência à saúde, educação e mobilidade) supridas, deve-se focar mais em ocupações que abasteçam a alma do que naquelas que engordem a conta bancária ou inflem o ego. Aqui estão algumas ideias para fazer isso acontecer.

1. Evite a armadilha do status. Os dinamarqueses são notoriamente igualitários. O código de ética sumarizado nas Leis de Jante assegura que a árvore mais alta acaba caindo; a ambição não é admirada; usar roupas de grife é algo desprezível. "Poucos têm em excesso e menos pessoas ainda têm demasiado pouco", dizia o escritor N. S. F. Grundvig. Por isso, os dinamarqueses se sentem menos atraídos por empregos que tragam riqueza e status, preferindo aqueles que despertem seus interesses e em que possam utilizar seus talentos, ou seja, que deem satisfação e estimulem o fluir da vida. Assim, alguém que adora fazer móveis não pensa em partir para a advocacia por causa do prestígio. Os dinamarqueses são mais propensos a gastar dinheiro com férias ou em uma obra de arte do que com roupas de grife ou carros de luxo. Como seus vizinhos são da mesma classe social, eles não se preocupam em demonstrar ostentação.

Lições: Ao contrário do que seu corretor de imóveis pode aconselhar, não compre a casa mais barata do quarteirão nem a maior mansão que encontrar. É melhor comprar uma casa de acordo com sua situação financeira e estilo de vida. Tenha um grupo de amigos com classe social e nível de renda compatíveis com os seus. Evite shopping centers luxuosos, catálogos e malas diretas, sites na internet e quaisquer outros lugares onde você é sutilmente lembrado de que não tem certos bens materiais. Não perca tempo com o Facebook, onde a tentação de se comparar com perfis idealizados é grande. Pense em fazer um trabalho voluntário para ajudar pessoas carentes. Você se sentirá bem melhor com relação à sua vida.

2. Troque o volante pelo guidão. Talvez mais do que em qualquer outro lugar do mundo, os dinamarqueses adotaram a cultura do ciclismo. Desde que o urbanista Jan Gehl começou a replanejar Copenhague nos anos 1970 para favorecer as bicicletas, as pessoas pedalam para ir ao trabalho, a seus restaurantes favoritos e às casas dos amigos. Bicicletas são o principal meio de transporte da maioria da população com menos de 30 anos. Diariamente, algo como 50% dos cidadãos de Copenhague pedala até o trabalho, perfazendo um total de 1.500 quilômetros. Isso faz com que os cidadãos se mantenham em boa forma, evitem a obesidade e combatam o estresse. Além disso, economizam o dinheiro que gastariam com carros, há menos mortes em acidentes de trânsito e a qualidade do ar é melhor. Tudo isso contribui para a felicidade da população.

Lições: Compre uma bela bicicleta para ter mais vontade de pedalar. Consiga um mapa das ciclovias locais e teste algumas rotas como recreação no fim de semana. Mais importante, verifique se é possível ir de bicicleta para o trabalho – ou de ônibus e bicicleta. O psicólogo Daniel Kahneman, vencedor do prêmio Nobel, descobriu que uma das coisas que as pessoas mais detestam no cotidiano é ir e voltar de carro do trabalho.

3. Filie-se a um clube. Segundo algumas estimativas, mais de 90% dos adultos dinamarqueses são filiados a um clube ou associação, o que é um dos índices mais altos no mundo. Muitas vezes subsidiados pelo governo, os clubes voltados a diversas atividades, desde montagem de trenzinhos e nado em água fria até competições de saltos de coelho, oferecem a oportunidade de as pessoas exercerem suas paixões e de os mais tímidos aumentarem sua interação social.

Lições: Reflita sobre seus interesses e paixões, então faça um esforço para integrar um clube interessante, uma equipe esportiva ou organização de cunho social. Dê prioridade a organizações cujos membros regulem com você em termos de idade, valores e interesses, e rapidamente você criará novas amizades.

4. Empodere seus filhos. Costumeiramente, as crianças dinamarquesas são membros respeitados da família a partir dos cinco anos. Elas opinam sobre o que a família come, o destino nas férias e a distribuição de tarefas. Na escola, chamam os professores pelo primeiro nome, e o currículo dá mais ênfase a trabalho em equipe, busca por consenso e empatia do que a decorar as matérias e às notas das provas.

Lições: Trate suas crianças como pequenos adultos. Desfrutem as refeições juntos, ouça a opinião delas quando planejar as férias e dê respostas honestas quando elas fazem perguntas difíceis. Elas devem colaborar nas tarefas domésticas, mas deixe-as escolher as que elas preferem. Peça ajuda a elas quando cozinhar. Evite imposições e ensine que escolhas têm consequências.

5. Concentre-se na confiança. Confiança é o principal fator, com exceção do PIB, que indica a felicidade de um país, e os dinamarqueses a têm de sobra. A Dinamarca aparece com frequência nas posições mais altas da lista dos países mais confiantes do mundo. As pessoas de lá confiam nos políticos, na polícia e nos vizinhos. O país tem os índices de corrupção mais baixos no mundo. Não por coincidência, em 2015 a *Forbes* classificou a Dinamarca como o melhor lugar para fazer negócios.

Lições: Ao escolher um emprego e um lugar para morar, dê prioridade a pessoas fidedignas (patrões, colegas de trabalho e vizinhos) acima de outros fatores. Ao construir seu círculo social, lembre-se de que pessoas fidedignas atraem pessoas fidedignas. Portanto, faça questão de ser confiável – preze pela pontualidade, mantenha sua palavra e aja com integridade.

6. Coma com qualidade, não em grande quantidade. A Dinamarca é o país escandinavo que tem mais restaurantes com estrelas do Michelin. No café da manhã há pão de centeio, queijo, geleia e café; o almoço se resume a um sanduíche aberto simples. O jantar costumava ter peixe (arenque em conserva era muito apreciado), mas nos últimos anos a cozinha dinamarquesa evoluiu e passou a incluir alimentos orgânicos produzidos localmente e preparados com refinamento. Assim, comer fora é mais uma aventura gastronômica do que só para encher a barriga. (Por sua vez, quando comem fora, os norte-americanos tendem a consumir 200 calorias a mais do que se tivessem comido em casa.)

Lições: Planeje seu cardápio baseado na qualidade dos alimentos a serem consumidos. Escolha frutas e legumes locais frescos. Coma fora só ocasionalmente e torne isso especial.

7. Leve o tempo que for necessário nos estudos. Os dinamarqueses só entram na escola aos cinco ou seis anos e é comum só concluírem os estudos aos 30 anos. Nesse meio tempo, eles podem viajar, usar um ano só para testar uma profissão e até trocar de curso. Ao se formar, costumam já ter uma carreira definida que não necessariamente é a mais lucrativa. A essa altura, já tiveram também diversas experiências de vida e uma ótima educação em artes liberais. De fato, entre os dinamarqueses mais felizes encontram-se aqueles na faixa no final dos 20 anos e o início dos 30, com a perspectiva de se casar e saindo da faculdade para o primeiro emprego.

Lições: Vá para uma escola com custos acessíveis para seu bolso, frequente aulas de artes liberais e tire um ano sabático para viajar antes de se formar. Não se apresse para arranjar emprego, hipotecas e dívidas.

8. Tire seis semanas de férias. Os dinamarqueses reservam no mínimo quatro semanas por ano para viajar e, muitas vezes, têm até dois meses de folga. Eles passam o verão no sul da Europa ou as semanas de folga no mar. Um pesquisador do órgão de estatísticas da Dinamarca me disse que quanto mais os dinamarqueses tiram férias, mais são valorizados. Após seis semanas de férias, eles se sentem mais satisfeitos de voltar ao trabalho e se tornam produtivos novamente.

Lições: Não se engane achando que terá as melhores férias de sua vida quando estiver mais velho. Use todo o tempo de férias a que você tem direito e negocie até conseguir tirar seis semanas de folga. Ninguém no leito de morte lamenta não ter trabalhado mais.

9. Considere a coabitação. A Dinamarca tem mais de cem projetos de coabitação, ou *bofaellesskap*. Em cada um deles, cerca de 30 famílias moram em casas interligadas que formam uma longa fila ou um círculo em volta de uma área comum. A regra é entrar em qualquer casa e se anunciar. Geralmente, os amigos daquela casa o saúdam, mas se ninguém responder, você vai embora. As crianças circulam livremente pelo terreno e pelas matas ao redor, e frequentam as casas uns dos outros. O esquema de coabitação atinge o equilíbrio perfeito entre o privado e o público, pois os moradores podem socializar o quanto quiserem, embora as circunstâncias os incitem a ter um limiar mínimo de socialização. (Estudos mostram que até os introvertidos ficam mais felizes quando estão cercados de gente do que sozinhos.)

Lições: Faça questão de se mudar para um bairro agradável com pessoas compatíveis com você. Conheça seus vizinhos, organize uma refeição em que cada um leve alguma coisa e ajude na criação de uma horta comunitária. Caso tenha filhos pequenos, combine com outros pais para se revezarem para tomar conta das crianças uns dos outros. Caso esteja interessado em coabitação nos Estados Unidos, procure a Cohousing Association (*cohousing.org*).

10. Planeje e saboreie as compras. O governo dinamarquês garante assistência à saúde, educação e aposentadoria adequada a todos os cidadãos. No entanto, a população paga os impostos mais altos do mundo, o que os deixa seguros, porém não pujantes. Quando têm renda disponível, eles tendem a planejar suas compras cuidadosamente durante meses ou até anos, saboreando o processo. Suas casas são pequenas pelos padrões norte-americanos, bem arrumadas e pontuadas por poucas peças bonitas, como um lustre elegante, um móvel e uma fotografia. Eles extraem felicidade tanto do processo de seleção quanto de usufruir algumas coisas de alta qualidade durante anos.

Lições: Evite as lojas populares e mercadorias baratas. Deixe sua casa mais despojada e ordenada. Faça menos compras e prefira itens de alta qualidade feitos por artífices, em vez de itens comerciais de baixo custo.

11. Usufrua a aposentadoria. Os dinamarqueses mais felizes são os aposentados, mas a aposentadoria na Dinamarca não significa repouso. Esse segmento da população tende a permanecer ativo: eles viajam, frequentam clubes e organizações, e passam os verões em casas de campo com jardins, onde socializam com os vizinhos.

Lições: Poupe muito agora visando uma aposentadoria longa e satisfatória o quanto antes. Considere-a como sua próxima carreira.

12. Trabalhe menos de 40 horas por semana. Os dinamarqueses tendem a chegar pontualmente ao trabalho, fazer suas tarefas e voltar o quanto antes para casa. Eles trabalham em média 37 horas por semana, o que lhes garante tempo para participar de atividades no clube, cozinhar com a família, se exercitar ou fazer outras coisas mais gratificantes do que apenas se sobrecarregar com mais trabalho.

Lições: Escolha um trabalho que supra suas necessidades básicas, mas que lhe permita trabalhar menos de 40 horas por semana. Isso pode ser obtido por meio de planos flexíveis combinando empregos de meio expediente, trabalhando por conta própria ou negociando com seu patrão. (Nos escritórios do Projeto *Blue Zones*, os funcionários fecharam um acordo para ir para casa ao meio-dia às sextas-feiras durante o verão.)

13. Crie um recinto *hygge*. *Hygge* significa "aconchego", e tradicionalmente essa palavra bem dinamarquesa descreve a sensação de quando se está em volta de uma mesa à luz de velas com amigos, bons drinques e uma conversa animada. Eu também estive com famílias que conseguem ter uma sensação diária de aconchego por terem criado um recinto sem equipamentos eletrônicos, onde todos se reúnem, praticam seus *hobbies* e jogos, leem, tocam um instrumento ou estudam.

Lições: Crie um espaço *hygge* em sua casa, sem TVs, jogos eletrônicos e relógios, porém com livros ou estantes com fotografias e objetos que o inspirem a exercitar suas paixões. Ponha no centro uma mesa que comporte a família inteira. Tenha, no mínimo, um cômodo em sua casa no qual você possa desligar todos os dispositivos eletrônicos, acender algumas velas e se concentrar no companheirismo e na conversa.

CAPÍTULO 5

A FELICIDADE EM CINGAPURA

A comprovação da felicidade de Douglas Foo não é seu carro esportivo caro ou a estante de troféus empresariais que já ganhou, nem mesmo sua empresa, avaliada em milhões de dólares. É sua risada: um uivo de alegria com a boca aberta e a cabeça inclinada para trás.

Foo dirige a Sakae Sushi, a maior rede em Cingapura de restaurantes expressos de sushi, mas ainda acha tempo para o voluntariado em 22 organizações. Durante as 14 horas de trabalho diárias nas quais usa ternos azuis feitos sob medida, ele tem umas 12 reuniões em que atua com uma mescla de cerimônia melíflua, consideração atenta, firmeza evidente e humor contagiante. Seu dom para desarmar o próprio estresse e o dos outros, com risadas espontâneas e capacidade hercúlea de trabalho, lhe rendeu todas as honrarias do êxito em Cingapura. E, embora se diga feliz, Foo ainda sente que não chegou aonde deseja.

"No quadro geral das coisas, sou apenas um inseto", diz ele com uma expressão séria no rosto redondo. Então, sentindo que exagerou, ele desata a rir.

Conheci Foo quando visitei Cingapura em 2008. Meus contatos me disseram que ele era o emblema perfeito da felicidade cingapuriana: altamente bem-sucedido, atuante na comunidade, repleto de princípios e muito afável. Mas depois eu constataria que de certa forma ele também não se sentia totalmente realizado. Aos 48 anos, Foo está em uma faixa intermediária, entre a geração desesperada para sobreviver, que fundou Cingapura nos anos 1960, e o pessoal de vinte e poucos anos que entrará em campo em um futuro próximo. Então, quando voltei à ilha para encontrar um cingapuriano emblemático, perguntei se ele deixaria acompanhá-lo por um dia.

Foo começa o dia às 6h com um encontro de 15 minutos com seus quatro filhos pequenos. Enquanto tomam tigelas de mingau de aveia, Foo examina as lições de casa dos garotos. Encontramo-nos duas horas mais tarde, às 8h, quando ele me apanhou e fomos para reuniões já agendadas com embaixadores estrangeiros, nas quais ele estava no papel de presidente voluntário da Associação Manufatureira de Cingapura. Ao meio-dia, almoçamos com quatro pupilos de Foo em um de seus restaurantes. Ele ouvia atentamente as perguntas dos rapazes e dava conselhos ocasionais, pontuados por seus típicos ataques de riso. Enquanto isso, pequenas porções de comida japonesa passavam por nós em uma esteira. Passamos a tarde na sede de sua empresa, onde Foo me levou a reuniões com fornecedores e com seus gerentes. Às 19h sua bela mulher, coberta de joias e com sapatos de salto alto, se juntou a ele em uma reunião com estrategistas financeiros para maximizar os rendimentos para a fundação filantrópica de sua família.

"O que o move?", perguntei a ele no intervalo de uma reunião.

"Cingapura me deu tanto, e eu não consigo retribuir o suficiente", disse ele.

Fiquei espantado e só consegui balbuciar, "como assim?".

TRABALHAR, COMPRAR, COMER E ARRUMAR O CABELO

Cingapura é um enigma, uma cidade-Estado com 719,1 km² e uma população de origem chinesa extremamente educada, cheia de energia e movida a deveres, mas que teme ser "engolida" por seus vizinhos maiores no Círculo do Pacífico. Em pouco mais de meio século, Cingapura se transformou de um vilarejo pesqueiro em uma nação de 5,4 milhões de habitantes que vivem em meio a milhares de edifícios altos e a mais de 150 shopping centers. Essa metrópole é embelezada por ruas limpas e arborizadas. Na Orchard Road, via principal do antigo distrito colonial, vendedores ambulantes foram despachados para centros comerciais populares para dar lugar a lojas de grifes como Gucci e Hermes e a um hotel Four Seasons. Kumar, a comediante *drag queen* mais famosa de Cingapura, me disse o seguinte há alguns anos: "Nós só trabalhamos, compramos, comemos e arrumamos o cabelo".

No decorrer dos anos, a população de Cingapura criou uma das nações mais limpas, saudáveis, longevas, ricas e felizes, e menos corruptas da Ásia. A Pesquisa Mundial da Gallup constantemente classifica Cingapura na posição mais alta na Ásia acerca da "satisfação com a vida" – uma mensuração que capta o estado emocional das pessoas. "Cingapura faz diversas coisas com perfeição", comentou o psicólogo Ed Diener. A maioria da população está satisfeita com seu trabalho e suas famílias, mas os desfruta menos do que as pessoas em certos países.

Em Cingapura, o êxito se encontra no final de um caminho bem definido: seguir as regras, entrar na escola certa, conseguir o emprego certo, então a felicidade vem. (Tradicionalmente ela engloba cinco fatores: carro, condomínio, dinheiro, cartão de crédito e ser membro de um clube.) Em um sistema que aspira ser uma meritocracia, talento e desempenho são recompensados, pelo menos teoricamente. Uma boa educação e um bom emprego estão disponíveis para todos. E, embora se queixem da alta dos preços e da vida sobrecarregada, quase todos os cingapurianos afirmará que se sentem seguros, confiam uns nos outros e nos policiais de luvas brancas, moram em casas bonitas e se gabam de ter a melhor culinária no Sudeste Asiático, seja nos 29 restaurantes com estrelas do Michelin ou nas barracas informais.

O arquiteto por trás desse experimento social foi o falecido fundador Lee Kuan Yew, que se formou em Cambridge e liderou em 1965 o movimento pela independência de Cingapura. Adorado pelos cingapurianos, alguns dos quais ainda o consideram um autocrata nobre, ele endossou leis rígidas e punição corporal para crimes violentos. Quando o encontrei em 2009, ele estava de camisa rosa-choque e suéter Mister Rogers. Ele não acreditou quando lhe disse que Cingapura tinha a classificação mais alta na Ásia no quesito felicidade. "Eu só ouço reclamações", disse ele na maior cara de pau. Lee tinha 91 anos quando morreu em 2015.

Com uma compreensão aguda dos valores asiáticos, Lee se empenhou para construir uma sociedade baseada em harmonia, respeito e trabalho duro. E dava maior prioridade à geração de empregos do que ao bem-estar social. Qualquer indivíduo que fizesse um esforço para trabalhar, por mais humilde que fosse o emprego, tinha um salário decente garantido. Esse programa complementava os salários baixos com subsídios para moradia e saúde, assim suprindo as necessidades básicas de todos. Pessoas com boa saúde que optavam por não trabalhar eram "sem sorte", dizia ele.

Para manter as famílias unidas, Lee oferecia isenções fiscais aos jovens que morassem perto dos pais idosos, o que equivalia a arregimentar um exército de cuidadores não assalariados. Percebendo a natureza ávida do materialismo, ele também passou a taxar o consumo. "Nós garantimos que vocês fiquem vestidos e alimentados, mas se quiserem chocolate suíço e produtos eletrônicos extravagantes se virem", dizia ele.

Impostos altos também ajudaram a reduzir o tabagismo e o trânsito que, conforme mostram estudos, contribuem para a infelicidade. Um maço de cigarros custa US$ 15 em Cingapura, e a permissão no valor de US$ 40 mil para dirigir um carro mantém o trânsito fluindo e agiliza os deslocamentos. "Apreciamos mais um deslocamento curto do que sexo frequente", gracejou Donald Low da Escola Lee Kuan Yew de Políticas Públicas, que ajudou a elaborar a política fiscal e tributária em Cingapura.

A harmonia também foi planejada. Embora a população seja composta principalmente por chineses (75%), malaios (15%) e indianos (7,5%), o governo de Lee manteve o inglês como língua franca do país para evitar que qualquer etnia levasse vantagem. Ele assegurou liberdade religiosa e educação igual para todos, e facilitou para a maioria dos cingapurianos a compra de um flat em conjuntos residenciais construídos pelo Estado, geralmente em prédios. Por lei, tais edifícios devem refletir a diversidade étnica do país, para que não haja guetos raciais nem étnicos.

Cada um dos 28 conjuntos residenciais desse tipo pela nação abriga 200 mil pessoas. O Holland Chase é um exemplo típico e onde conheci Hilda Chaung, 37 anos. Ela me deixou visitar seu pequeno *flat* de um quarto, onde mora com o marido, Alvin, que é da terceira geração de uma família indiana. Assim como em Cingapura, limitações de tamanho levam a inovações na arrumação caseira: a sala de estar do casal serve de escritório, sala de música e até de cinema, graças a um projetor fixado no teto. Do lado de fora, mais uns 30 edifícios altos pairavam acima de nós, mas o terreno do Holland Chase evocava um jardim botânico, com trilhas ladeadas por sebes, canteiros de flores e majestosas árvores da chuva. Nenhuma pichação, lixo no chão ou janelas quebradas maculavam o ambiente, uma prova de que proprietários cuidam melhor dos imóveis do que inquilinos.

Em uma praça da alimentação adjacente, havia famílias das três etnias jantando na noite de domingo em volta de grandes mesas redondas. A US$ 5 o prato, as opções nas barracas ao redor incluíam arroz com frango e chilli, curry malaio e peixe assado em tandoori. A dez minutos de caminhada daqui havia dezenas de lojas, cafés, um centro comunitário que oferece aulas de ioga e dança do ventre, uma academia enorme, dentistas, salões de beleza e acesso ao metrô limpo e eficiente que leva Hilda a qualquer ponto de Cingapura no máximo em uma hora. "Não precisamos perder muito tempo com os detalhes da vida cotidiana", disse-me ela. "Assim, sobra mais tempo para trabalhar."

Nisso reside o segredo da felicidade em Cingapura: a ênfase na vertente do orgulho, mais visível em um espelho retrovisor – satisfação com o que foi realizado. Esse tipo de felicidade é típico de um povo voltado ao coletivo, que aprecia uma linha bem traçada entre certo e errado, de um caminho bem pavimentado para o êxito, de recompensas materiais e de aumento no status. Siga as regras e trabalhe duro que o êxito será seu! Embora esse tipo de felicidade funcionasse bem para a geração que construiu a nação, alguns se preocupam que ele não seja efetivo no futuro. Há alguns anos, o governo montou uma série de grupos de discussão intitulada "Nossa Conversa sobre Cingapura". A conclusão foi que a geração emergente quer viver com mais expressão individual e mais empregos criativos.

Para checar se Cingapura poderá evoluir com novos valores, conversei com o atual primeiro-ministro, Lee Hsien Loong, que por sinal é filho de Lee Kuan Yew. Ele me recebeu em Istana, a residência presidencial em Cingapura, um oásis de 42 hectares com jardins bucólicos e cercado por arranha-céus. Nós nos sentamos em sofás lado a lado no escritório dele, que é grande e com luzes fluorescentes. Ele havia acabado de chegar do Parlamento, onde os ministros estavam lamentando a desaceleração do mercado de trabalho e o anêmico 1,5% de crescimento econômico da nação.

Lee tinha o charme irresistível de seu pai, porém com um ar mais suave e um sorriso agradável. "Não sabemos se nossos netos serão capazes dos mesmos feitos", comentou ele. "Não que eles sejam mais brilhantes ou mais confusos do que nós, mas será que vão se empenhar da mesma maneira com as mesmas atitudes e valores, e vão querer atingir as mesmas metas?" Projeções e perspectivas podem mudar com o tempo, disse ele, inclusive a visão dos mais jovens sobre empregos, carreiras e relações familiares. "Basta olhar para perceber como nossos filhos são muito diferentes", acrescentou ele.

Nos últimos anos, há críticas de que o sistema de ensino de Cingapura pressiona demais os estudantes. No final da escola primária, por exemplo, cada estudante tem de fazer uma prova importantíssima para determinar seu próximo passo na vida, incluindo em que escola ou vertente educacional será inserido. Alguns defendem que o sistema de ensino dê menos ênfase a provas e se concentre mais no verdadeiro aprendizado.

Os novos cinco fatores

Para a primeira geração de pioneiros de Cingapura, os homens e mulheres que construíram a nação a partir dos anos 1960, o êxito era mensurado por cinco fatores: carro, condomínio, dinheiro, cartão de crédito e ser membro de um clube. Porém, com o surgimento de uma nova geração os valores da nação estão mudando, o que suscita uma questão: a felicidade movida a "orgulho" também evoluirá?

David Chan, professor de psicologia na Universidade de Administração de Cingapura, delineou um conjunto diferente de cinco fatores que dá algumas pistas. No artigo "Ache Seu Sentido na Vida", publicado em 2016 no principal jornal local, *The Straits Times*, Chan recomenda mais foco em propósito – uma mensagem mais sintonizada com uma juventude que busca autorrealização do que com adultos que realizam muitas coisas, mas vivem sobrecarregados.

Descobrir o "sentido" na vida traz muitos benefícios, escreve Chan, que dirige o Instituto de Ciências Comportamentais da universidade. Pesquisas mostram que pessoas que veem sentido na vida – ou seja, com "propósito" – são mais felizes e satisfeitas, sentem menos depressão e ansiedade, e se recuperam mais rapidamente de adversidades. Elas também têm mais propensão a ser saudáveis, longevas e a contribuir mais com suas comunidades. Para o futuro, Chan propõe os seguintes componentes para uma vida plena:

1. Complementaridade. Encontre um bom equilíbrio entre os desafios que assume e suas capacidades e interesses, aconselha Chan. Você fica mais propenso a achar sentido na vida se seguir suas paixões, em vez de se preocupar com as expectativas dos outros.

2. Congruência. Seja autêntico. Manifeste-se e comporte-se conforme o que você é, não como os outros acham que você deveria ser.

3. Compromisso. Estabeleça metas concretas e atenha-se a elas para depois buscar metas mais altas. Seja realista sobre o que você pode alcançar.

4. Contribuição. Faça coisas que beneficiem os outros. Faça uma diferença positiva para a sociedade. Dedique-se a uma causa, em vez de agir só em busca da glória pessoal.

5. Comunidade. Entre em um grupo ou comunidade que partilhe seus interesses e valores, sejam religiosos, sociais ou profissionais.

Onde quer que você busque sentido em sua vida – seja na família, amizades, religião, serviço público, voluntariado, domínio de uma habilidade ou realizações pessoais –, defina-o para si mesmo, em vez de deixar os outros o definirem em seu lugar, diz Chan. Na opinião dele, ninguém escapa de algumas responsabilidades desagradáveis e de pessoas difíceis de lidar, mas o senso de sentido ajuda a enfrentar melhor esses desafios. "Às vezes, é preciso dizer e fazer coisas desagradáveis, porém necessárias para os negócios ou por razões sociais e políticas", explica Chan. No entanto, ele adverte que não se deve deixar obrigações e fardos aparentemente inevitáveis sugarem toda nossa energia ou desperdiçarem nosso tempo.

Se substituir os velhos cinco fatores por esses novos, mais introspectivos e focados em propósito, Cingapura pode se tornar um lugar ainda mais feliz para sua população.

"Acho que estamos evoluindo", comentou Lee. "Querendo ou não, é preciso evoluir, porque nada continua igual para sempre. Não é realista esperar isso. O mundo muda e temos de mudar." Isso pode fazer com que os cingapurianos passem a amenizar um pouco a ânsia nacional para ter êxito, mas não que o governo possa parar de se preocupar com o progresso econômico, ponderou ele. "A vida ainda é dura para um número substancial de pessoas. Você tem uma casa, alimentação e empregos aqui. Mas você quer mais bem-estar, o que quer dizer que você tem seu caminho e a economia tem de crescer para viabilizá-lo."

Para uma nação diminuta em um mundo imprevisível, o desafio para os líderes de Cingapura continua o mesmo, conclui ele. "De alguma forma, é preciso transmitir confiança, fé e esperança às pessoas."

FELICIDADE NO ESPELHO RETROVISOR

Ao final do meu dia com Douglas Foo, partimos para uma aventura. Após um banquete fino com sushis e saquê em um de seus restaurantes, saímos com bicicletas para conferir a noite em Cingapura. Seguimos por um labirinto de ciclovias e canais entremeados por edifícios altos e parques. Já passava das 23h, mas crianças ainda se divertiam em *playgrounds* e mulheres sozinhas caminhavam tranquilamente nas ruas. Brisas quentes vinham do Pacífico Sul. "Vou levá-lo ao Gardens by the Bay", disse ele, apontando para a aura azul pairando acima de um par de terrários enormes com domos de vidro ao longe. "Minha mulher e eu fazemos esse passeio várias vezes por semana."

Nós pedalávamos lado a lado conversando informalmente. "Nove anos atrás, você me disse que sua meta era passar os domingos com seus filhos", recordei. "Você conseguiu?"

Ele ficou em silêncio por algum tempo, olhando adiante. Por fim, me encarou. "Fracassei nisso", respondeu em um raro momento de tristeza. Lágrimas reluziram em seus olhos.

Não querendo estragar a noite, eu mudei de assunto. "Sobre o que você e sua mulher geralmente conversam quando fazem esse passeio de bicicleta?"

"Falamos sobre nossos filhos, nosso relacionamento e nossas posições", respondeu ele ainda sério.

"Posições?", perguntei, erguendo as sobrancelhas. Foo explicou que eram as posições na bolsa de valores. E quando percebeu que eu havia pensado em posições na cama, inclinou a cabeça para trás e soltou uma gargalhada.

Continuamos pedalando por mais meia hora pelo East Coast Park e passamos pelo Estádio Nacional. Dali a cinco horas, Foo teria de se aprontar para pegar um voo para Los Angeles, onde ficaria uma semana expandindo seu império. Mas, por algumas horas nessa noite especial, ele estava focado no presente.

Fizemos outra curva e pedalamos ao longo do rio Kallang, sempre seguindo a aura azul no céu distante. Mas o parque Gardens by the Bay continuava longe. Como a felicidade cingapuriana, ele fica além da vista em um horizonte que está sempre se afastando.

LIÇÕES DE CINGAPURA – MAXIMIZANDO A SATISFAÇÃO COM A VIDA

A população de Cingapura exemplifica a terceira vertente da felicidade – que especialistas chamam de satisfação com a vida e, nós, de orgulho. Pesquisadores mensuram esse tipo de felicidade pedindo que as pessoas reflitam sobre suas vidas como um todo e a classifiquem em uma escala de 1 a 10. Nesse levantamento a pessoa ganha uma nota alta quando gosta do que vê. Orgulha-se de sua posição na vida e do que realizou. Vive de acordo com seus valores. Fez o que era esperado. Sente-se segura financeiramente, tem um status alto e sensação de pertencimento. Obter esse tipo de felicidade pode levar anos e, muitas vezes, implica abrir mão de prazeres cotidianos.

Esse tipo de felicidade pode ser atraente para quem prefere um caminho claro para o êxito e não quer correr riscos financeiros quando se trata de escolhas na carreira. Para quem se sente bem fazendo parte de uma tribo – seja uma religião, uma família estendida ou um time esportivo. Para quem não se importa em seguir as regras e, na realidade, aprecia um senso claramente definido de certo e errado.

Como todos os tipos de felicidade, este requer, em princípio, que as necessidades básicas já estejam supridas, ou seja, alimentação, moradia, atendimento à saúde, um mínimo de educação formal e mobilidade. Apesar das regras rígidas, das punições duras e do pendor para trabalho duro de Cingapura, a população da ilha atualmente tem o "afeto negativo" mais baixo do mundo, ou seja, sente pouca raiva, estresse e tem poucas preocupações.

O tipo de felicidade de Cingapura não é para qualquer um, mas desperta algumas ideias instigantes. Se ele não o incomoda, aqui estão algumas maneiras para introduzi-lo em sua vida.

1. Priorize segurança em vez de liberdade ilimitada. Os cidadãos de Cingapura vivem com centenas de regras que limitam suas liberdades – por exemplo, onde podem andar na calçada, fumar (apenas em quadrados amarelos pintados na calçada) e colocar a mão na escada rolante. É proibido comprar pornografia e fumar maconha, e até pequenos delitos têm punições pesadas. Mas a população acredita que, por isso mesmo, essa nação tem uma das taxas de criminalidade mais baixas no mundo, o que dá uma sensação confortável, embora um tanto antisséptica, de ordem e lisura.

Lições: Escolha um bairro seguro em uma cidade segura. O site NeighborhoodScout (*neigborhoodscout.com*) publica uma lista das cidades mais seguras que, em geral, são pequenas ou de tamanho médio, como Winona em Minnesota e Ridgefield em Connecticut. Escolha um bairro com ruas bem iluminadas e sem pichações. Entre em um grupo de vigilância do bairro e conheça os vizinhos que moram de cada lado da sua casa.

2. Viva de acordo com seus valores. A maioria dos cingapurianos adota valores confucianos que priorizam mais o bem-estar coletivo do que o individual, mais a harmonia social do que a autorrealização. Como me disse o fundador de Cingapura Lee Kuan Yew, "o próprio leite materno incute a necessidade de trabalhar duro" – uma crença forte entre os cidadãos de origem chinesa da nação. Deixar a família orgulhosa, respeitar os mais velhos e as autoridades, e alcançar um certo nível de status eram coisas muito importantes para a geração pioneira. Até hoje a população relata níveis altos de satisfação com a vida, talvez em grande parte em virtude da facilidade de achar um emprego onde possa trabalhar duro e ganhar dinheiro suficiente para prover moradia segura e atendimento de saúde para suas famílias estendidas.

Lições: Reflita sobre seus valores e guie-se por eles ao escolher um lugar para viver, um círculo social e um emprego. Por exemplo, se sua família é uma prioridade, tente morar perto dela. Se você adora trabalhos manuais, não vá trabalhar em um escritório.

3. Ache sua tribo. Para a maioria dos cingapurianos a tribo é sua família, o que geralmente inclui os pais idosos e parentes adquiridos por laços de casamento. Pesquisas sugerem que o ser humano é geneticamente programado para se juntar com pessoas afins que partilham valores e cuidam uns dos outros.

Lições: Filie-se a um clube, envolva-se na igreja, dedique-se à sua família, seja o melhor torcedor possível de algum esporte. Você se sentirá mais seguro e gostará da camaradagem.

4. Procure um ambiente confiável. Cingapura tem um dos índices mais baixos do mundo de corrupção, o que denota confiança social. Embora nem sempre concordem com seus políticos, os cidadãos confiam que as promessas feitas serão cumpridas (para o bem e para o mal). A polícia de Cingapura é rigorosamente treinada, e os cidadãos podem contar com ela para reprimir os crimes e ajudá-los nos momentos necessários.

Lições: Mude-se para um lugar onde você confie nos vizinhos e autoridades locais, trabalhe em um lugar onde você confie no seu patrão e nos colegas, e busque amigos confiáveis. O *Relatório Mundial da Felicidade* descobriu que a confiança é um dos cinco fatores que determinam 90% da felicidade humana. Em um certo nível, ela é mais importante do que a renda.

5. Faça um bom plano de saúde. Cingapura tem um de melhores sistemas de saúde no mundo, porém, diferentemente da Dinamarca, ele não é grátis. A maioria dos moradores tem de pagar para ter atendimento básico. Caso paguem mais, tem mais flexibilidade em relação a médicos e a quartos melhores em hospitais.

Lições: Faça um plano de saúde que lhe dê cobertura adequada. É difícil ser feliz sem boa saúde. Saber que será bem atendido caso adoeça elimina um dos principais fatores de estresse que podem destruir sua felicidade.

6. Enriqueça. Os cingapurianos acreditam na importância de trabalhar duro, economizar dinheiro, investir com bom-senso e manter a saúde. Isso pode parecer meio grosseiro, mas dinheiro de fato gera um certo tipo de felicidade. É sabido que entre as nações do mundo, um PIB alto é um dos indicadores mais importantes de felicidade. E Cingapura tem um dos PIBs mais altos no mundo; um a cada 30 adultos é milionário. Embora a riqueza possa ser um indicador nacional de felicidade, a situação individual é ligeiramente diferente, já que a riqueza tende a aumentar a felicidade avaliada, ou seja, o orgulho (bilionários relatam mais satisfação com a vida do que milionários), mas ela tem um impacto limitado sobre o prazer, ou felicidade sentida cotidianamente.

Lições: Se *status*, segurança financeira e senso de realização lhe importam muito, você pode ser mais feliz se empenhando para ganhar o máximo de dinheiro possível. Para quem pensa assim, quanto mais rica a pessoa se torna, mais satisfeita ficará com sua vida. No entanto, para quem acha que a alegria no cotidiano e aproveitar ao máximo cada dia são mais importantes, ganhar entre US$ 80 mil e US$ 120 mil por ano (dependendo de onde se vive) provavelmente será mais do que adequado. O restante de seu tempo e energia deve ser usado em buscas menos materiais.

CAPÍTULO 6

LIÇÕES PARA LÍDERES

"A felicidade e a prosperidade de nossos cidadãos... são os únicos objetivos legítimos do governo."

–Thomas Jefferson, 1811

Por mais inspiradoras que sejam essas histórias da Costa Rica, Dinamarca e Cingapura – *Blue Zones* de Felicidade, cujas populações estão entre as mais felizes no mundo –, as soluções que elas representam não seriam facilmente aplicadas nos Estados Unidos. O que funciona na Dinamarca, uma social-democracia com 5 milhões de habitantes, por exemplo, não necessariamente se aplica a um país tão vasto, diversificado e afeito a debates e à liberdade como o nosso. Diferente da sociedade rica, bem educada, relativamente homogênea e afeita ao consenso da Dinamarca, os Estados Unidos são uma colcha de retalhos de raças, religiões e grupos étnicos, habituada a resolver as questões mais por meio de competição do que de cooperação. Da mesma forma, nós poderíamos emular a tolerância da Costa Rica? Ou a segurança baseada em valores sólidos de Cingapura?

Acredito que sim. Todas essas nações têm uma felicidade construída por meio da adoção de políticas que favorecem a qualidade de vida, algo que também podemos fazer nos Estados Unidos.

O que essas três nações estatisticamente mais felizes nos mostram sobre as capacidades e limitações dos governos para promover o bem-estar de seus cidadãos? E como podemos aplicar essas lições aqui nos Estados Unidos e em outros lugares? A resposta remete à estratégia simples do Projeto *Blue Zones* citada na introdução. Para ter mais alegria na vida, achar um propósito e sentir satisfação por atingir metas, é preciso remodelar o entorno para haver incitações constantes na direção certa – a começar pelas influências amplas que apenas um país pode exercer.

O QUE HÁ ALÉM DO PIB

Uma das tendências mais surpreendentes e estimulantes desde a década passada é o número crescente de líderes mundiais que endossa a ideia de que a busca por felicidade deve ser uma meta importante de governos nacionais, assim ecoando o pensamento de Thomas Jefferson há dois séculos.

"Chegou a hora de admitir que há coisas mais importantes na vida além do dinheiro", disse David Cameron, ex-primeiro-ministro do Reino Unido, quando anunciou em 2010 a criação de um programa governamental para rastrear o bem-estar de sua nação. "O bem-estar não pode ser mensurado por dinheiro ou negociado em mercados", ponderou ele. "Ele tem a ver com a beleza de nosso entorno, com a qualidade de nossa cultura e, acima de tudo, com a força de nossos relacionamentos. Eu acredito que melhorar o senso de bem-estar da nossa sociedade é o desafio político central da nossa época."

Angela Merkel declarou praticamente o mesmo em 2013, com base em um estudo de dois anos conduzido pelo governo alemão sobre o crescimento, prosperidade e qualidade de vida nacionais. "Toda manhã acompanhamos os noticiários sobre bolsas de valores e o crescimento do produto interno bruto, mas muitas vezes não priorizamos o que realmente é mais importante para as pessoas", disse a chanceler alemã.

Conforme disse o ex-presidente francês Nicolas Sarkozy em 2009, nos últimos anos há um descompasso perturbador entre as estatísticas do governo acerca da economia e o que a maioria das pessoas está sentindo. Embora a produção e os lucros possam estar aumentando, as pessoas não estão sentindo a vida melhorar. "Mundo afora, os cidadãos acham que estamos mentindo para eles, os manipulando e que os números estão errados", declarou ele. "E eles têm motivos para pensar assim." Um ano após o sistema financeiro global quase entrar em colapso, Sarkozy encomendou um estudo para examinar métodos melhores para mensurar o progresso social, incluindo levantamentos sobre bem-estar.

Até agora o indicador de progresso mais utilizado é o produto interno bruto (PIB), o valor total de todos os bens e serviços produzidos em um país dividido por sua população. Quando o PIB está aumentando, geralmente isso sinaliza que uma economia está crescendo, que as pessoas estão comprando imóveis e que há abundância de bons empregos. Quando o PIB está caindo, ocorre o contrário. Porém, como a maioria dos economistas já admite, o PIB não mensura tudo o que é importante para a sociedade, como quem está se beneficiando e quem está sendo prejudicado.

"O PIB nos Estados Unidos sobe a cada ano, exceto em 2009, mas a maioria dos norte-americanos está em situação pior do que um terço deles um século atrás", disse o economista Joseph Stiglitz, que ganhou o prêmio Nobel de economia em 2001. "Os benefícios foram para a elite. Na base da pirâmide social, os salários reais ajustados para hoje em dia são mais baixos do que há 60 anos. Portanto, esse sistema econômico não está funcionando bem para a maioria das pessoas."

Além dessas questões de equidade, economistas dizem haver relações complexas entre dinheiro e felicidade. Embora países ricos geralmente sejam mais felizes do que os pobres, não é verdade que a riqueza adicional continue a fomentar indefinidamente a felicidade de um país. O Japão é um bom exemplo disso. Entre 1958 e 1991, a renda per capita por lá aumentou seis vezes, mas os níveis de felicidade não se alteraram. Algo semelhante ocorreu nos Estados Unidos. Entre 1972 e 1996, os níveis de renda subiram em média 19%, mas a felicidade não acompanhou esse ritmo. De fato, ela até diminuiu um pouco, segundo o Levantamento Social Geral.

A lição extraída disso, conforme apontaram líderes como Cameron, Merkel e Sarkozy, é que o crescimento econômico por si só não garante mais qualidade de vida. O PIB não mensura todos os fatores que levam as pessoas a terem maior bem-estar, nem nunca se propôs a isso.

É por isso que, atualmente, muitos especialistas em felicidade se sentem gratificados de ver um número crescente de formuladores de políticas adotar a ideia de que governos, além de investir na mensuração do bem-estar e na divulgação dos resultados, devem também aplicar o que as pesquisas mostram na hora de tomar decisões. A ideia, conforme disse David Cameron, é implementar políticas "focadas não só na base da pirâmide social, mas em todas as coisas que fazem a vida valer a pena".

O QUE OS ESPECIALISTAS RECOMENDAM

Alguns lugares pelo mundo já foram bem-sucedidos nesse sentido. Os líderes políticos na Dinamarca, Costa Rica e Cingapura, por exemplo, viraram o jogo em favor do bem-estar em seus países. Por meio de uma série de políticas de longo prazo, eles aperfeiçoaram os ambientes nacionais para promover confiança, segurança, boa saúde, apoio social, melhores oportunidades e generosidade – condições que diferenciam povos felizes dos infelizes.

Como aplicar essas lições em nosso país? Afinal, o governo dos Estados Unidos, como a maioria dos outros, continua enfocando o crescimento econômico como indicador de êxito. E, embora a riqueza de um país seja importante, ela é menos da metade da história, especialmente para a maior parte da Europa e dos Estados Unidos. Se maximizar o bem-estar para todos for de fato a meta, o que mais os governos poderiam e deveriam estar fazendo?

Para responder a essa pergunta, realizamos um estudo complexo denominado Projeto *Blue Zones* de Consenso de Felicidade. Juntamente com Toben Nelson da Faculdade de Saúde Pública da Universidade de Minnesota e Ruut Veenhoven da Universidade Erasmus, recrutamos 18 dos maiores especialistas mundiais em felicidade – economistas, sociólogos, psicólogos e estatísticos–, os quais passaram grande parte de suas carreiras acadêmicas estudando várias facetas da felicidade. (Veja mais informações sobre eles na p. 205.) No decorrer de nove meses, nós os desafiamos a chegarem a um consenso sobre que políticas podem gerar felicidade. Nossos líderes deveriam se empenhar para garantir boa saúde como na Costa Rica, gerar confiança como na Dinamarca ou segurança como em Cingapura? Eles deveriam aumentar os impostos ou dar US$ 10 mil a cada cidadão, como uma comunidade finlandesa fez recentemente? Eles deveriam encampar a diversidade ou limitar a imigração? Deveriam ser mais rigorosos com a criminalidade e investir em prisões ou investir em educação? Como se vê, questões acerca da criação do melhor ambiente para a felicidade remetem a muitos pontos polêmicos no atual debate político.

Queríamos adotar uma abordagem que fosse bem além de um simples *brainstorm* – lançar ideias, depois refinar o campo por meio de discussões. Um estudo recente do MIT mostra que os melhores raciocínios ocorrem quando estamos no *isolamento* e *defendendo* nossas ideias. Assim, procuramos uma abordagem sistemática para as discussões e, por fim, escolhemos o método Delphi para chegar a um consenso. Desenvolvido pelo Departamento de Defesa dos Estados Unidos para prever o futuro dos armamentos, o Delphi também é usado pelos Institutos Nacionais de Saúde para decidir como alocar seu orçamento para pesquisas. Ele funciona da seguinte maneira:

1. Peça a um painel de especialistas para sugerir suas melhores ideias.
2. Compile as ideias e coloque-as em uma lista.

3. Envie a lista aos especialistas para que classifiquem os itens segundo a efetividade e viabilidade.
4. Envie os resultados para outros especialistas debaterem.
5. Classifique as ideias pela segunda vez.

O produto final é uma lista de ideias viáveis por ordem de importância e refinadas por meio de consenso.

Em nosso estudo da felicidade com o método Delphi, começamos pedindo aos nossos especialistas que sugerissem políticas baseadas em evidências, que de fato produzem satisfação com a vida. Eles nos deram mais de 120 ideias, então pedimos que eles as classificassem segundo a efetividade e viabilidade. Após muitas discussões sobre esses resultados e uma nova classificação final dos mais efetivos e viáveis (refletidos na ordem da lista a seguir), nosso painel de especialistas recomendou as Dez Melhores Políticas para a Felicidade – o que os governos podem fazer concretamente, no espírito de Thomas Jefferson, para priorizar "a felicidade e prosperidade" dos cidadãos.

1. Promover o voluntariado e o serviço nacional. Todos se beneficiam quando mais pessoas prestam serviços voluntários. Organizações filantrópicas atraem colaboradores sem custos para atender aos mais carentes. No mundo inteiro, voluntários relatam mais satisfação com a vida, saúde melhor e até menos gastos com tratamentos de saúde. John Helliwell da Universidade da Colúmbia Britânica examinou dados de levantamentos que representam 90% da população mundial e descobriu que países com populações mais generosas também tendem a ser mais felizes.

Lições: Dar incentivos ou isenções fiscais para trabalhos voluntários. Promover serviços civis. Criar oportunidades em escala para pessoas atuarem como voluntárias, como o National Citizen Service do Reino Unido, que permite que centenas de milhares de jovens na Inglaterra e na Irlanda do Norte abracem o voluntariado e serviços comunitários, assim reunindo diferentes classes sociais em tarefas coletivas em prol de comunidades. Nos Estados Unidos, a AmeriCorps e a Volunteers of America são bons exemplos de programas públicos que estimulam a boa-vontade.

2. Mensurar o bem-estar nacional. Como ensina o ditado, algo imensurável não pode ser administrado. Após o Butão criar o índice de Felicidade Interna Bruta, a Inglaterra, o Canadá e a França também passaram a considerar índices de felicidade. O Índice de Bem-Estar anual da Gallup-Sharecare mensura 55 facetas do bem-estar. Ao instituir índices de bem-estar, os governos ganham uma ferramenta para observar o efeito de políticas sobre a satisfação da população com a vida em geral ou com o cotidiano, o que serve de base para esforços visando testar novas políticas ou eliminar as antigas.

Lições: Investir sempre em ferramentas melhores para mensurar a felicidade, já que as atuais estão longe da perfeição, e tornar o bem-estar a medida padrão para avaliar o desempenho anual do governo. (Imaginem se nosso presidente ganhasse uma nota anual pelo quanto melhorou nossas vidas!)

3. Concentrar-se nos menos felizes. Membro de nosso painel de especialistas, Richard Layard liderou a equipe que descobriu que um terço da falta de felicidade em um país se concentra nos 15% da população com depressão, ansiedade ou doenças mentais mais graves. Portanto, o maior "retorno para a felicidade" virá de investimentos que melhorem as vidas dessas pessoas. E, como doentes mentais respondem por metade dos custos associados a criminalidade, assistência pública e gastos médicos, investimentos para beneficiar esse segmento também dariam um tremendo retorno financeiro.

Lições: Lançar campanhas públicas informativas para eliminar o estigma da depressão. (O presidente da Noruega, por exemplo, revelou recentemente ao público que sofre de depressão – um gesto corajoso e efetivo para mudar atitudes sociais.) Aprovar legislação para tratamentos de saúde que obriguem planos de saúde a cobrirem doenças mentais como se fossem doenças crônicas. Oferecer terapia comportamental cognitiva de graça ou subsidiada, como o programa Improving Access to Psychological Therapies da Grã-Bretanha, que curou até metade dos casos de depressão e ansiedade tratados.

4. Combater a discriminação. A maioria das pessoas sabe instintivamente que a discriminação – seja em virtude da raça, do gênero, da idade, da religião ou da orientação sexual – é errada. Ela fomenta o ódio entre os discriminadores e sofrimento entre os discriminados. Conforme estudos de escala mundial de Ruut Veenhoven mostraram claramente, a tolerância, ou seja, a ausência de discriminação, é um dos principais fatores associados à satisfação com a vida nos países.

Lições: Pode ser melhor investir na tolerância do que no crescimento econômico. Endurecer as leis contra a discriminação pode ser útil, mas iniciativas positivas podem surtir mais efeito. A ideia é incentivar a mescla de diferentes tipos de pessoas. As políticas de Cingapura, que exigem que todas as raças morem em conjuntos residenciais públicos e frequentem as mesmas escolas, eliminam a segregação. As agências governamentais devem estimular uma mescla na força de trabalho que represente a população em geral, devendo também apoiar as empresas que façam isso.

5. Dar liberdade para a tomada de decisões importantes. Maximizar a liberdade não necessariamente produz o máximo de felicidade. Por exemplo, não se quer dar liberdade total às pessoas para que cometam crimes ou ajam de maneira prejudicial aos outros. No entanto, assegurar às pessoas a liberdade de escolherem o estilo de vida que lhes parece apropriado é um dos seis fatores estatisticamente mais importantes para um país feliz.

Lições: Lançar programas que permitam que os jovens explorem possibilidades antes de se fixar. Graças às políticas de educação e assistência à saúde gratuitas da Dinamarca, por exemplo, os jovens podem testar diversas ocupações antes de se decidir por uma carreira (ao contrário da armadilha em que se encontram muitos jovens norte-americanos, tolhidos pelo débito estudantil e o seguro de saúde). Embora o exemplo dinamarquês possa ser radical e inviável para a sociedade norte-americana, seria benéfico prover seguro de saúde e subsídios para trabalhadores em momentos de transição. Reduzir a discriminação também empodera as pessoas para viverem de acordo com suas preferências e valores.

6. Investir em educação. Um investimento de longo prazo em educação, principalmente para as mulheres e os pobres, foi uma política fundamental para colocar a Dinamarca e a Costa Rica em uma espiral ascendente para a felicidade. Crianças educadas se tornam adultos mais saudáveis e produtivos, e bem menos propensos a cometer crimes, ter depressão ou requerer assistência social. Eles se tornam bons cidadãos e elegem líderes melhores e mais confiáveis.

Lições: Aumentar investimentos em escolas e o salário dos professores para atrair talentos. Oferecer programas grátis ou altamente subsidiados nas escolas no verão ou após as aulas. Emular Cingapura para dar mais reconhecimento público a estudantes brilhantes, elevando seu status social aos olhos de seus pares, a exemplo do que ocorre com atletas profissionais e celebridades.

7. Incluir habilidades socioemocionais nos currículos escolares. As escolas norte-americanas tendem a enfocar provas de matérias como idioma, artes, ciência e matemática, e as notas resultantes. Embora esses tópicos sejam importantes, a capacidade de pensar criativamente, resolver os problemas na vida, se dar bem com as outras pessoas e participar de atividades cívicas é tão ou mais importante para a felicidade da população. Escolas ignoram quase que completamente as habilidades socioemocionais, como escolher o emprego certo ou o companheiro certo – decisões fundamentais para a felicidade de um adulto. *Como nos sentimos* é tão importante quanto *como nos saímos* na vida, e a mensagem pode ser transmitida por meio da experiência escolar.

Lições: Incluir habilidades socioemocionais nos currículos escolares. As faculdades Folk na Dinamarca são um ótimo exemplo para outros sistemas de ensino, ensinando aos jovens habilidades como apreciar as artes, o civismo e a busca de consenso. O currículo experimental Mentes Saudáveis, adotado em quase três dezenas de escolas no Reino Unido, dá lições de resiliência, relacionamentos e estreitamento de laços familiares.

8. Apoiar famílias. Famílias felizes são os pilares de sociedades felizes. Os cônjuges e as crianças são mais felizes em relações estáveis. Pessoas casadas são mais felizes do que as solteiras, crianças que vivem com o pai e a mãe se saem melhor em quase todos os aspectos da vida, e pais idosos que moram junto ou perto dos filhos são mais longevos e transmitem conhecimentos para as outras gerações, ajudando os netos a serem mais saudáveis. (Acadêmicos chamam isso de "efeito avó".) Em suma, vale a pena proteger e cuidar bem da unidade familiar.

Lições: O governo deve achar maneiras para apoiar a vida familiar. Cingapura oferece um incentivo fiscal a filhos adultos que morem perto dos pais idosos, assim fomentando o apoio mútuo. Além disso, oferece incentivos fiscais ainda maiores para que os casais continuem juntos e os pais divorciados se mantenham muito próximos dos filhos. Os líderes deveriam pensar em leis que exijam que pais com filhos pequenos tentem se manter juntos ou pelo menos optar pela guarda compartilhada das crianças.

9. Priorizar cuidados preventivos de saúde. Tratar doenças custa 16 vezes mais do que preveni-las. Mais de 85% do gasto anual com saúde de US$ 2 trilhões nos Estados Unidos é para tratar doenças que poderiam ser evitadas. Como saúde e felicidade são interligadas, trabalhar para aumentar a conscientização sobre estilos de vida saudáveis e prevenir doenças reduzirá o sofrimento. Pessoas que cuidam bem de si mesmas sentem mais satisfação com sua saúde e a dos outros.

Lições: Incentivos econômicos para tratar pessoas doentes deveriam se destinar, acima de tudo, a mantê-las saudáveis. Aumentar os orçamentos para saúde pública e as verbas para pesquisas voltadas a prevenção. O programa Ebais da Costa Rica, por exemplo, proporciona uma consulta médica anual a cada cidadão, e agentes de saúde detectam muitas doenças, como diabetes, pressão arterial alta e infecções, antes que elas resultem em problemas mais dispendiosos e, muitas vezes, irreversíveis. Redirecionar reembolsos do Medicaid e do Medicare não só para tratamentos, mas também para resultados.

10. Prover atendimento gratuito à saúde. Além da alegria e satisfação com a vida, a felicidade também consiste na ausência de preocupações cotidianas. Contar com atendimento à saúde regular, confiável e barato ou até grátis é uma chave para melhorar a felicidade em nosso país. Atualmente, 29 milhões de pessoas nos Estados Unidos não têm seguro de saúde, o que causa estresse diário e um possível desastre, pois no caso de um erro médico grave, elas têm pouca ou nenhuma rede de segurança. Esse contingente está exposto a riscos como obter tratamento inadequado, passar por sofrimentos desnecessários, se tornar incapacitado ou até morrer em virtude da falta de cuidados médicos adequados.

Lições: Implantar um sistema universal de saúde como aqueles em vigor em Cingapura, Dinamarca e Costa Rica. Como primeiro passo, subsídios para procedimentos e medicamentos mais caros devem ser direcionados para tratamentos básicos, assim beneficiando um número bem maior de pessoas. Em nível populacional, essa medida pode reduzir o sofrimento e aumentar a expectativa por uma vida saudável.

É frequente ouvirmos nossos políticos se referirem a seus cargos no governo como "serviço público" ou prometerem tornar nosso país grandioso novamente. Se quiserem de fato nos servir, os líderes têm a obrigação de verificar o imenso volume de dados que mostra como produzir felicidade nos países. Como eleitor, você pode apoiar líderes que valorizem políticas baseadas em pesquisas voltadas a aumentar o bem-estar. Sua felicidade e a de sua comunidade só podem florescer quando há políticas públicas que incitem o bem-estar. E endossar mudanças nessa direção é proveitoso para todos.

PARTE 3

PROJETO PARA SER MAIS FELIZ

Certa vez, o escritor norte-americano E. B. White disse o seguinte: "Eu me levanto de manhã dividido entre o desejo de melhorar (ou salvar) o mundo e o desejo de desfrutar (ou saborear) o mundo. Isso atrapalha meu planejamento do dia". A chave é achar o ponto certo entre saborear a vida agora e se esforçar para ter uma vida mais plena e significativa no futuro. Conforme vimos na Costa Rica, Dinamarca e Cingapura, essas populações não são mais felizes porque se esforçam mais para isso – a vida delas é boa porque seus entornos as incitam a comportamentos *mais propensos* a gerar felicidade. Nesta parte, vamos mostrar como planejar sua vida de modo que suas circunstâncias o incitem a comportamentos que o tornem mais feliz.

"Entorno" significa a área onde a maioria das pessoas passa a vida – uma área de cerca de 16 km ao redor de suas casas, a qual denominamos Raio Existencial. Dentro desse raio há seis esferas, representadas como seis círculos concêntricos que se movem de fora (seus círculos sociais ampliados) para dentro (seus hábitos e escolhas pessoais). Indo uma a uma para dentro, vamos explorar como as lições aprendidas com as pessoas mais felizes do mundo podem ajudá-lo a planejar cada esfera para atrais mais prazer, propósito e orgulho para sua vida.

As duas esferas mais externas – sua comunidade e o ambiente de trabalho – determinam o quanto é fácil para você prosperar em seu ambiente atual. Apesar de nosso poder limitado para moldar tais ambientes, temos a capacidade de escolher onde morar e trabalhar. Segundo o Departamento de Estatísticas dos Estados Unidos, os norte-americanos se mudam cerca de 10 vezes durante a vida adulta, embora nem sempre para aumentar a felicidade. Diante do fato de que 6% dos norte-americanos não gostam de seu trabalho, fica evidente a necessidade de mudar isso em prol de mais felicidade. E é possível mostrar as características de cidades e ambientes de trabalho que geram mais felicidade para os moradores e trabalhadores.

Embora possa ser difícil mudar prontamente de cidade ou de trabalho, as esferas mais internas – amigos, família, finanças, lar e emoções pessoais

– estão bem mais ao alcance da maioria das pessoas. Há maneiras para assumir o comando e fazer mudanças imediatamente para melhorar essas esferas e favorecer mais felicidade. Com a ajuda de nossos amigos dos lugares mais felizes do mundo e do painel de especialistas reunido para nosso Projeto *Blue Zones* de Consenso de Felicidade, examinaremos o que funciona ou não, e daremos sugestões práticas para que você possa começar hoje a fazer mudanças válidas pelo resto da vida.

CAPÍTULO 7

PROJETANDO COMUNIDADES FELIZES

Em uma tarde fria de primavera em Boulder, no estado do Colorado, Ruth Wright, de 88 anos, vagava pela galeria Pearl Street, uma espécie de shopping center para pedestres, o principal centro de compras da cidade, passando por muitas pessoas apressadas que iam para lugar nenhum. Eram 14h de um dia de semana e o sol forte da montanha atingia o calçamento de tijolos. Homens com jaquetas folgadas conversavam, estudantes com *dreadlocks* digitavam em computadores, em cafés ao ar livre, e pouca gente com trajes de escritório parecia estar indo para um destino determinado.

Wright passou por vários edifícios na parte histórica do centro, incluindo o Trident Booksellers and Café, um lugar lendário em Boulder onde Jack Kerouac costumava ficar escrevendo. Descendo o quarteirão, ela franziu as sobrancelhas ao ver uma nova estrutura de vidro e tijolos, ocupada por butiques de roupas ecológicas chiques e empórios de alimentos orgânicos, cuja presença achou dissonante. No cruzamento seguinte, ela parou de repente e apontou para o final da rua. "Tenho dedicado minha vida para preservar aquilo", disse ela me perscrutando por trás de seus óculos escuros. Ela apontou para o fim da rua Pearl, onde as altaneiras montanhas Rochosas pontuadas por pinheiros se erguiam majestosamente acima dos telhados.

Eu viera a Boulder para encontrar Wright porque ela tinha um papel importante na modelagem da famosa qualidade de vida local – que agora parece pronta para gerar cidadãos felizes, mas que envolveu muita luta. Décadas atrás, quando o crescimento rápido ameaçava esmagar sua comunidade, Wright liderou uma campanha bem-sucedida contra poderosas empreiteiras. Esse foi o início de uma carreira no serviço público que a levou à Assembleia Legislativa estadual, onde representou Boulder por 14 anos, embora com limitações por ser líder da minoria. Durante todo esse tempo, ela manteve o olhar protetor sobre sua cidade dotada de invejável beleza natural.

Cercada por florestas protegidas, Boulder é um lugar ideal para ficar muito tempo ao ar livre. A grande altitude proporciona verões e invernos brandos, com sol garantido cerca de 300 dias por ano. Quem se aproxima de Boulder pela rodovia, vê uma linha de construções baixas de bom gosto defronte a um trecho teatral nos contrafortes das montanhas Rochosas. Não há outdoors, enclaves murados nem lojas de *fast-food*. Após passar pela universidade na "Hill", se vê bairros bem cuidados ao longo do rio ladeado por parques e se entra no centro vibrante e agradável para pedestres de Boulder – tudo à sombra days montanhas. Aqui, um funcionário de escritório na pausa para o almoço pode andar em meio à natureza.

Boulder tem muitos atrativos. Além de ser uma cidade universitária, destino de aventuras e refúgio de artistas, ao longo das décadas também se tornou uma incubadora de felicidade. Após realizar muitas coisas acertadas, Boulder preenche muitos requisitos de uma comunidade com alto bem-estar, me explicou Dan Witters, cientista senior na Gallup. Witters passou boa parte de sua carreira profissional concentrado na ciência repleta de nuances da felicidade. Ele é o diretor de pesquisas do Índice de Bem-Estar da Gallup-Sharecare, que já realizou mais de 2,5 milhões de levantamentos em comunidades norte-americanas desde 2008. Caso você esteja procurando uma cidade feliz, disse ele, "com Boulder, não tem erro".

Pedi ajuda a Witters para identificar o lugar mais feliz nos Estados Unidos, e ele apontou muitos pontos de excelência em Boulder: uma das taxas mais baixas de tabagismo no país, uma das taxas mais baixas de obesidade e uma das taxas mais altas de prática de exercícios. A população de Boulder relata grande satisfação com a vida e se sente mais segura do que os residentes de todas as outras comunidades norte-americanas. E, provavelmente mais importante, ela sente que realiza coisas significativas diariamente. Quando perguntei a residentes em Boulder se, durante os últimos sete dias, haviam se sentido "ativos e produtivos diariamente", a maioria respondeu afirmativamente. Prazer, propósito, orgulho: Boulder proporciona o contexto para os três.

Várias outras cidades universitárias também têm níveis altos de educação e renda, salientou Witters, além de boa pontuação em levantamentos. No entanto, ele ressaltou que a felicidade autêntica não deriva de um ou dois fatores, e sim de vários interligados que quase sempre formam um conjunto. Ele identificou 15 desses fatores – os quais chamou de métricas do "chocalho" –, que sinalizam a verdadeira felicidade. Eles incluem:

- Você administra bem seu dinheiro e vive de acordo com o que ganha. (Você tem dinheiro suficiente para fazer tudo o que quer.)
- Você estabelece e atinge metas continuamente.
- Você sempre arranja tempo para viagens ou férias com a família e/ou os amigos.
- Você usa seus pontos fortes diariamente para fazer o que sabe melhor.
- Você se sente seguro em todos os sentidos em sua comunidade.
- Você aprende algo novo ou interessante todo dia.
- Você tem alguém em sua vida que o estimula a ser saudável.
- Você tem uma alimentação saudável todo dia.
- Você come cinco porções de frutas e legumes pelo menos quatro dias por semana.
- Você vai ao dentista pelo menos uma vez por ano.
- Nos últimos 12 meses você obteve reconhecimento por ajudar a melhorar a cidade ou a área onde vive.
- Você se exercita pelo menos 30 minutos pelo menos três dias por semana.
- Você é ativo e produtivo todo dia.
- Você não fuma.
- Seu peso é normal.

Quando se considera todos esses fatores, disse Witters, Boulder ascende ao topo da categoria.

COMUNIDADE: O CÍRCULO EXTERNO DE SEU RAIO EXISTENCIAL

Assim como na Costa Rica, Dinamarca e Cingapura, a felicidade em Boulder começou com um punhado de gente que tinha uma visão clara do que queria para sua comunidade e deslanchou uma série de políticas corretas. No caso de Boulder, os responsáveis por essa virada foram dois professores universitários, o físico Al Bartlett e o matemático Robert McKelvey.

Como muita gente em Boulder, Bartlett e McKelvey apreciavam muito o fato de a cidade usufruir vistas das montanhas. Mas, durante os anos 1950, empreendimentos imobiliários começaram a surgir nos contrafortes na orla de Boulder, pois a população local estava crescendo muito, e eles sentiram a ameaça de perder essas vistas. Então, ambos arregaçaram as mangas. Sem orçamento nem experiência política, mas com pendor para pesquisa, eles descobriram que a infraestrutura da cidade só podia bombear água a 1.752 metros de altitude, a altura do reservatório local. Mais desenvolvimento acima daquela "Linha Azul", como eles a denominaram, iria requerer um investimento dos contribuintes de impostos. Graças a essa descoberta, eles arregimentaram outros cidadãos conscientes para aprovarem um plebiscito a fim de restringir construções acima da Linha Azul. O êxito deles fortaleceu outras pessoas e levou a uma cultura de inovações cívicas em prol da qualidade de vida. Em uma das jogadas mais ambiciosas, em 1967 Boulder se tornou a primeira cidade no país a aprovar um imposto sobre vendas, a fim de comprar terrenos ao redor da cidade para formar um cinturão verde, preservando permanentemente o acesso à natureza, à beleza e à recreação ao ar livre para todos. Hoje, a cidade possui 18.210 hectares de florestas ao seu redor.

No final dos anos 1960 as empreiteiras ressurgiram com o plano de construir até 40 edifícios de 14 andares no centro de Boulder. Ruth Wright havia se mudado recentemente para a cidade com o marido, Ken, e os dois filhos. Embora fosse formada em filosofia e houvesse morado no exterior, ela se descrevia como uma dona de casa. Quando ouviu falar do plano das empreiteiras, percebeu imediatamente que isso destruíria a personalidade da cidade e decidiu se envolver. Em 1971, Wright lançou uma petição por um plebiscito popular, a fim de limitar a altura de edifícios a cinco andares. Não demorou para que estivesse liderando o movimento e usando o mesmo aparato cívico que aprovou o limite da Linha Azul. Ela estava cursando o segundo ano de Direito quando o plebiscito, nesse mesmo ano, confirmou a importância dessa linha, graças ao apoio de estudantes universitários.

"Em caso de uma derrota, Boulder seria uma selva de prédios altos, cortada por ruas congestionadas de trânsito", disse ela, golpeando o ar em um gesto à moda do ex-presidente Kennedy.

Graças a Wright, hoje em dia ainda se vê as montanhas em vez de edifícios volumosos quando se desce a rua Pearl. E, mais importante, a cultura que valoriza a qualidade de vida se consolidou. "Nós questionamos a virtude supostamente inquestionável do crescimento", me disse Wright no primeiro dos três dias que passamos juntos. Parecendo uma versão robusta de Nancy Reagan, ela usava uma jaqueta branca de esqui, um par de tênis pretos e um relógio digital. "Em geral, o crescimento só beneficia certos interesses e raramente compensa", ponderou ela. "Temos uma joia para preservar aqui em Boulder."

O ativismo cívico de Boulder resultou em uma administração municipal com a mesma mentalidade, a qual ouve os cidadãos antes de entrar em ação. "É comum as autoridades municipais de uma cidade desse tamanho acharem que sabem o que é melhor para a comunidade", comentou a planejadora urbana Susan Richstone. "Aprendi faz tempo que os cidadãos de Boulder sabem o que é melhor para eles, então é melhor ouvi-los."

Em consequência, a cidade desenvolveu um processo decisório de várias etapas sobre qualquer coisa importante, desde projetar uma ciclovia ao Plano Diretor de Transporte. A Prefeitura tem o maior número de seguidores no Twitter em comparação com qualquer cidade no Colorado, e as autoridades municipais respondem aos 1.500 e-mails recebidos por ano. As reuniões na Prefeitura ficam apinhadas de gente. Toda reunião inclui um tempo de "microfone aberto" quando o público tem dois minutos para falar sobre o que quiser.

Embora a população de 107 mil ainda esteja crescendo, o trânsito de Boulder não piorou desde 1985. Ainda é possível cruzar toda a cidade de carro em apenas 18 minutos, e isso não se deve apenas à engenharia de trânsito. Os contribuintes de impostos em Boulder votaram a favor de 482 km de ciclovias pela cidade, e luzes amarelas piscam em cruzamentos de pedestres, sinalizando sua prioridade em relação aos motoristas. Assim, o número de pessoas que vai a pé para o trabalho em Boulder é o maior em todos os Estados Unidos, e as linhas práticas de ônibus Hop, Skip e Jump, assim como as linhas Bound, Dash e Stampede, asseguram que ninguém espere além de poucos minutos para seguir para seu destino. Tudo isso resulta em ar mais limpo, menos estresse, menos acidentes e menos pessoas com sobrepeso.

A política alimentar progressista também ajuda. A ausência de outdoors na cidade não é por acaso. Pesquisadores acharam uma correlação entre a preponderância de outdoors anunciando *junk food* e a taxa de obesidade da população no entorno, e Boulder se equipara dólar por dólar ao programa federal de Assistência à Nutrição Complementar (SNAP, na sigla em inglês), estimulando o consumo de frutas e legumes. No ano passado, Boulder se tornou uma das primeiras cidades no país a aprovar um imposto sobre refrigerantes, a fim de reduzir o consumo de bebidas que contêm açúcar. Eles pretendem usar o que for arrecadado com esse imposto em programas de saúde para crianças. Todas essas medidas moldam um ambiente propício à saúde, à longevidade e, como viemos a descobrir, também à felicidade.

Outras políticas sagazes também fomentam a sensação de segurança em Boulder. Ruas que têm edifícios com fachadas avançadas na calçada são mais seguras para pedestres, pois desestimulam ações nefastas que podem ocorrer em pontos recuados e sem proteção de cercas ou muros de segurança.

Há também uma tradição em Boulder de manter a boa forma. A partir dos anos 1970, com a chegada de atletas de elite como os medalhistas olímpicos Frank Shorter, Connie Carpenter e Davis Phinney, a cultura da boa forma cresceu na cidade. É possível escalar, caminhar, praticar esqui ou ir a uma academia de nível internacional em um só dia, disse Sasha DiGiulian, 24 anos, uma das escaladoras mais premiadas do mundo que se mudou há pouco tempo para Boulder. "Um atleta profissional que se instala na cidade conta isso aos amigos", acrescentou ela. "Aí é aberta uma academia. Quanto mais escaladores chegam, mais academias surgem. O segmento fitness está se multiplicando naturalmente por aqui."

Apesar disso tudo, mudanças continuam ameaçando o modo de vida em Boulder. Desde os anos 1960 a população local decuplicou, e a demanda por moradia fez o preço médio de uma casa chegar a US$ 756 mil. A consciente geração hippie que deu origem a empresas como a Celestial Seasonings de chás de ervas e a White Wave de tofu estão dando espaço a empresas de tecnologia de capital de risco e ao Google. Uma cultura mais voltada à alta lucratividade está solapando a atmosfera descontraída de uma população que prezava passar mais tempo ao ar livre. A par de suas altas pontuações acerca de bem-estar, curiosamente agora Boulder apresenta níveis altos de estresse. "Boulder deixou de ser zen", comentou Dan Witters. Em um certo dia, 49% das pessoas pesquisadas em Boulder relataram sentir estresse. "Mas trata-se de um estresse produtivo", explicou ele.

ACHE SEU LUGAR FELIZ

Dan Witters, cientista sênior na Gallup, ajudou a criar um Índice Especial para a *National Geographic* das cidades mais felizes nos Estados Unidos. Ele identificou as 15 métricas do chocalho citadas nas p. 98-99 (que você também pode usar para mensurar o bem-estar de sua comunidade), depois aplicou uma técnica de estatística para ver onde as pessoas respondiam "sim" à maioria delas. Não surpreendentemente, Boulder ficou em primeiro lugar. Aqui está uma lista das outras cidades mais felizes segundo essa pesquisa.

Área Metropolitana	2015 População (estimada)	Tamanho da Amostragem (sem pesagem)	Pontuação pelo Índice da National Geographic
Boulder, CO	319.372	361	64,7
Santa Cruz - Watsonville, CA	274.146	322	64,6
Charlottesville, VA	229.514	347	64,3
Fort Collins, CO	333.577	472	64,0
San Luis Obispo - Paso Robles - Arroyo Grande, CA	281.401	353	63,8
San Jose - Sunnyvale - Santa Clara, CA	1.976.836	1.394	63,6
Provo - Orem, UT	585.799	664	63,3
Bridgeport-Stamford - Norwalk, CT	948.053	900	63,1
Barnstable Town, MA	214.333	346	63,1
Anchorage, AK	399.790	571	63,1
Naples - Immokalee - Marco Island, FL	357.305	366	62,8
Santa Maria - Santa Barbara, CA	444.769	447	62,7
Salinas, CA	433.898	359	62,7
North Port-Sarasota - Bradenton, FL	768.918	970	62,7
Área Urbana de Honolulu, HI	998.714	654	62,6
Ann Arbor, MI	358.880	342	62,5
San Francisco - Oakland - Hayward, CA	4.656.132	3.909	62,5
Colorado Springs, CO	697.856	867	62,3
Manchester - Nashua, NH	406.678	410	62,2
Oxnard - Thousand Oaks - Ventura, CA	850.536	786	62,2
Washington - Arlington - Alexandria, DC-VA-MD-WV	6.097.684	6.347	62,0
Minneapolis - St. Paul - Bloomington, MN-WI	3.524.583	3.879	61,9
San Diego - Carlsbad, CA	3.299.521	3.148	61,8
Portland - South Portland, ME	526.295	770	61,5
Austin - Round Rock, TX	2.000.860	1.958	61,5

Caso você esteja pensando em se mudar, sua felicidade também está em jogo. Por isso, veja onde uma comunidade que lhe interessa se enquadra no Índice de Bem-Estar da Gallup-Sharecare. Entre em *www.gallup.com* e busque "bem-estar". Você também pode aprender muito pesquisando no site *walkscore.com*, que avalia as condições para pedestres em comunidades pelo país.

À medida que pesquisa um lugar novo para morar, use as métricas-chave a fim de maximizar seu bem-estar:

- Confiança: políticos, polícia e vizinhos confiáveis;
- Condições para pedestres: calçadas e ruas seguras para facilitar atividades físicas e socialização;
- Acesso à natureza: proximidade com parques, espaços abertos e árvores;
- Engajamento cívico: as pessoas contribuem ativamente para que a administração municipal se empenhe em manter e melhorar a qualidade de vida;
- Ambiente despoluído: água, ar e terra limpos;
- Dentes bem cuidados: acesso regular a tratamentos odontológicos com preços acessíveis;
- Ruas agradáveis: ruas calmas e seguras que privilegiam mais as pessoas do que os carros;
- Alimentação saudável: maior facilidade para achar mercados hortifrutigranjeiros, restaurantes e alimentação à base de vegetais do que redes de *fast-food*;
- Comportamentos saudáveis: restrições locais ao tabagismo, menos obesidade e menos abuso de medicamentos e drogas.

Ruth Wright também tem sentido estresse, porém de um jeito positivo. No último dia que nos encontramos, ela chegou brandindo um jornal cuja manchete era: "Boulder Mantém o Limite de Altura". Duas noites antes, ela participou de uma reunião de seis horas na Câmara dos Vereadores para barrar as empreiteiras e, mais uma vez, saiu vitoriosa.

"Sem dúvida, é dez", respondeu, quando pedi que ela classificasse seu nível de felicidade naquele momento. "Minha vida tem sido fabulosa." Na infância ela aprendeu o valor da resiliência, do trabalho duro e da compaixão. Como seu pai morreu jovem, sua mãe teve de receber pensionistas mais velhos. Dois anos morando em Heidelberg, Alemanha, ampliaram seu raciocínio e senso de independência. "Sou feminista, mas não da maneira usual", disse ela. "Certas mulheres acham que não podem tomar atitudes porque são reprimidas, mas isso nunca me passou pela cabeça. Tenho um marido que me ama, e nós criamos dois filhos maravilhosos. Acabei atuando por 14 anos na Assembleia Legislativa estadual." Quando observei que sua vida parecia não incluir muita alegria ou comemorações no dia a dia, ela me corrigiu: "Para mim, diversão é realizar coisas". Com isso, ela condensou bem o tipo de felicidade de Boulder: uma comunidade de ativistas bem-sucedidos e em boa forma, com uma visão clara do que é uma vida boa, ainda que não a desfrutem por completo. Prazer, propósito e orgulho.

PROJETANDO BAIRROS

A alta qualidade de vida em Boulder vem sendo construída há 60 anos e, conforme mostra a tabela nas p. 103-104, outras comunidades estão seguindo o exemplo. Em um movimento de base popular que vem se formando pelo país, muitos milhares de pessoas estão adotando projetos e políticas baseados em evidências que os incitam a comer melhor, a se mexer mais, a se dedicar ao voluntariado e a se conectar socialmente, o que já resulta em menos gastos com tratamentos de saúde, menos doenças crônicas, mais produtividade e mais bem-estar. Conforme Ruth Wright reconheceu em Boulder, projetar uma cidade mais feliz requer um esforço conjunto de muitos cidadãos empenhados em criar um ambiente de bem-estar. Isso também pode ser feito em sua cidade, e o restante deste capítulo dará alguns exemplos extraídos de muitos anos de experiência implantando o modo de vida das *Blue Zones* em comunidades nos Estados Unidos. Nós contaremos algumas histórias reais de pessoas que melhoraram seus ambientes, cada uma delas escolhida para representar algum aspecto importante das práticas essenciais para fomentar a felicidade e o bem-estar. No final deste capítulo, há uma *checklist* das práticas-chave baseadas em anos de pesquisas sobre como apoiar vidas mais felizes.

Em primeiro lugar, isso requer um compromisso com a comunidade ou bairro. Em Fort Worth, Texas, por exemplo, líderes locais aguerridos estão batalhando para manter vivo o espírito de bairro.

Em White Lake Hills, um bairro no noroeste de Fort Worth, o desfile de Quatro de Julho estava para começar. Era uma cena patriótica digna de uma pintura de Norman Rockwell, com crianças sentadas no meio-fio aguardando o início do desfile. Como sempre, o caminhão dos bombeiros assumiu seu lugar na dianteira. "Eles precisam ficar bem na frente para pode atender a qualquer chamada ocasional", explicou Linda Fulmer, presidente do comitê de planejamento do bairro. A seguir, vinham policiais montados, carros clássicos com veteranos militares e um carro alegórico com moradores fantasiados de George Washington, Thomas Jefferson e soldados do Exército Continental. Na sequência havia meninos e meninas em bicicletas decoradas com papel crepe e bandeirolas; uma tropa de escoteiros; um Volkswagen Beetle estilizado como um rato com bigodes, orelhas e cauda; e o caminhão da Mrs. Baird's Bread, dirigido por um entregador da padaria.

White Lake Hills estava celebrando algo especial nesse ano. Em uma cerimônia após o desfile, a associação do bairro foi oficialmente alçada à condição de participante do Projeto *Blue Zones*. Como dezenas de outras organizações, igrejas, escolas, locais de trabalho, mercearias e restaurantes em Fort Worth, os moradores desse bairro com 580 domicílios haviam completado uma *checklist* de atividades recomendadas. Isso incluía organizar moais de cerca de seis pessoas que se reuniam regularmente para caminhadas ou refeições em que cada um traz alguma coisa. Conforme descobrimos em muitas *Blue Zones*, essa tradição social japonesa ajuda a reforçar as relações entre vizinhos que, caso contrário, não interagiriam. Ela foi especialmente útil em White Lake Hills, que tinha um histórico longo de individualismo, disse Fulmer, assim como moradores idosos com uma sensação crescente de isolamento.

"Quando nos mudamos para cá, um senhor mais velho que mora do outro lado da rua nos disse que não conhecia bem todas as pessoas novas no bairro", contou Fulmer, que morava em White Lake Hills há quatro anos e meio. "Percebemos então que precisávamos criar algumas pontes entre as gerações. Após ouvir falar do Projeto *Blue Zones*, pensei, bem, aí está uma boa maneira de expandir as ligações entre os vizinhos."

A prefeita de Fort Worth, Betsy Price, ajudou no pontapé inicial do Projeto *Blue Zones* na cidade em fevereiro de 2015. A iniciativa prometia introduzir opções mais saudáveis em restaurantes, demonstrações de culinária em mercearias, mais exercícios para crianças, oficinas sobre propósito para adultos e melhorias nos bairros voltadas a caminhadas e ciclismo. Ao reduzir as taxas de obesidade e tabagismo, entre outras coisas, o projeto visava poupar para os habitantes e empresas de Fort Worth milhões em despesas médicas ao longo de cinco anos, e aumentar a produtividade no trabalho e o bem-estar geral.

A prefeita Price havia visitado o bairro de White Lake Hills naquele ano para liderar um grupo de caminhadas pelas ruas. "Isso gerou empolgação", disse Fulmer. Conforme Price estava ciente, pesquisadores da Gallup-Sharecare mediram recentemente a qualidade de vida na cidade e os resultados foram esclarecedores. Embora a pontuação de Fort Worth se emparelhasse com as de outras cidades norte-americanas em relação a segurança financeira, bem-estar físico, senso de propósito e orgulho da comunidade, ela ficava para trás quanto à qualidade das relações sociais, algo fundamental para a felicidade.

Aparentemente, as pessoas em White Lake Hills também percebiam isso. Assim que os moais do Projeto *Blue Zones* começaram, Kathlynn Stone, membro do grupo de caminhadas de Linda Fulmer, apresentou um plano voltado aos moradores mais isolados e vulneráveis do bairro. Stone cuidava de sua mãe de 94 anos. A ideia dela era identificar todos os outros idosos no bairro que moravam sozinhos ou com um membro da família e talvez precisassem de ajuda durante algum evento meteorológico adverso. "Há uns dois anos tivemos uma pane de energia que durou cinco dias", comentou Fulmer. "Kathlynn queria assegurar que todos estivessem bem cuidados."

Stone então criou um comitê no bairro para resolver o problema. Isso envolve atualizar listas de dados dos moradores, buscar referências cruzadas dos nomes nas redes sociais e bater em portas para divulgar a criação de um registro dos cidadãos que dependem de oxigênio e de outros tipos de ajuda. "Ainda estamos nesse processo", disse Fulmer. "E achamos que isso seria um bom pretexto para convidar os vizinhos mais velhos para um chá e quebrar o gelo."

"Eu adoro morar aqui", afirmou Fulmer. "Sempre que uma turma daqui se reúne, comentamos o quanto somos felizes morando no bairro. Mas esse espírito gregário não nasce da noite para o dia. É preciso criar um senso comunitário e isso demanda tempo."

PROJETANDO UM AMBIENTE ALIMENTAR SAUDÁVEL

Embora o Estado do Havaí tenha merecidamente uma imagem de paraíso tropical e esteja há vários anos classificado em primeiro lugar quanto a bem-estar, na realidade, muitos havaianos nativos lutam para manter uma qualidade de vida decente. Entre eles está Theresa Zendejas, na faixa dos 80 anos, da cidadezinha de Pahoa. Ela estava se encaminhando para ter problemas de saúde, mas fez algumas mudanças em seu ambiente pessoal, e sua história é um lembrete útil de que, muitas vezes, o bem-estar começa com uma alimentação saudável.

Zendejas foi entrevistada por uma equipe de TV em outubro de 2014, quando um jorro de lava proveniente do lado leste do vulcão Kilauea deu uma virada inesperada e rumou para Pahoa. Sibilando e pipocando enquanto queimava florestas por perto, a lava preta macia estava se movimentando devagar o suficiente para que as pessoas tivessem tempo de evacuar antes que ela atingisse a orla da comunidade. "Nós não sabemos o que fazer", disse Zendejas à equipe naquela ocasião. "Isso realmente é apavorante."

Felizmente para Pahoa, o fluxo de lava estancou antes de entrar na cidade. Após derreter através de uma cerca com tela de contenção, queimar um celeiro e bloquear uma estrada local, a lava se deteve um pouco antes da estação de reciclagem e transferência de Pahoa. Os moradores ficaram aliviados, porém pensativos com o que aconteceu. "Ainda bem que Pele não está vindo para cá", disse um homem a um repórter, referindo-se à deusa havaiana do fogo. "Mas ela pode dar meia-volta e retornar."

Enquanto assistia uma reprise de sua entrevista na TV pouco tempo atrás, Zendejas meneou a cabeça, achando graça. Não foi o comportamento imprevisível da lava que a fez rir, e sim a mudança drástica de sua própria aparência. Durante o ano anterior, ela havia perdido 20 kg.

"Nossa, eu não acreditava no que estava vendo", disse ela, após rever as cenas. "É impressionante como eu estava gorda. Para ser sincera, eu estava imensa."

Na época do incidente com a lava, Zendejas, que tem 1,62 m de altura, pesava 94 kg. "Eu não parava de engordar e mal podia caminhar", relembrou. "Quando ia da minha sala de estar para a cozinha, eu ficava procurando a cadeira mais próxima para me sentar." A falta de mobilidade estava afetando sua felicidade.

Quando ligaram para ela do consultório médico no outono de 2015, dizendo que era preciso conversar sobre seu exame de sangue, Zendejas ficou assustada. "Eu pensei que tinha algo a ver com diabetes", disse ela.

Sua irmã gêmea havia morrido há mais de duas décadas em virtude de complicações resultantes de diabetes. Nos anos anteriores à sua morte, essa irmã já havia perdido as duas pernas e a visão por causa da doença. "Tudo o que poderia acontecer com uma pessoa com diabetes aconteceu com minha irmã gêmea", comentou Zendejas. Agora, ela sabia que teria de mudar certas coisas em sua vida.

Alimentação saudável, se manter ativo e dormir bem são hábitos associados a maior bem-estar. Por acaso, o Projeto *Blue Zones* havia chegado recentemente à Big Island. Duas comunidades no Havaí e uma em Oahu se tornaram sítios de demonstração do projeto, com o patrocínio da Associação de Serviços Médicos do Havaí (HMSA na sigla em inglês), uma seguradora sem fins lucrativos ligada ao sistema Blue Cross Blue Shield. Como em outras comunidades que receberam o Projeto *Blue Zones*, uma pequena equipe de profissionais de saúde e ativistas estava trabalhando junto à população, empresas, entidades religiosas e autoridades públicas para implantar práticas que comprovadamente incitam todos a comer melhor, a se movimentar mais e a se ligar socialmente, a fim de fomentar sua saúde e felicidade.

"Eu comecei logo após ir ao pontapé inicial do Projeto *Blue Zones* em outubro passado em Hilo", disse Zendejas sobre sua empreitada pessoal. Ela mudou a dieta acrescentando frutas e legumes às refeições, e também passou a caminhar com outros cinco residentes. "É verdade que nós gostamos muito de comer, mas no primeiro evento do Projeto *Blue Zones* realmente abri meus olhos", disse ela.

Embora o Havaí como um todo ainda tenha a taxa mais baixa de obesidade no país – apenas 22% comparada com 36% em Louisiana, que é o Estado com a taxa mais alta –, o problema está piorando. Se a tendência atual persistir, alertou o Departamento de Saúde do Havaí, mais da metade dos adultos do Estado estará obesa em 2030. O problema é mais sério entre os havaianos nativos, cuja taxa de obesidade chega a 40%, e os ilhéus do Pacífico. E a obesidade causa muitos problemas de saúde, como diabetes. Comparados com a população geral do Estado, os havaianos nativos têm 60% mais chance de desenvolver diabetes.

"Sou uma nativa nascida em Honolulu", comentou Zendejas. "Mas leio muito e sei que temos a taxa mais alta de diabetes aqui nas ilhas." Ela está orgulhosa por ter mudado seus hábitos alimentares e espera influenciar mais amigos e a família para que façam o mesmo. "Se eu consegui", diz ela, "qualquer um consegue".

A prioridade do Projeto *Blue Zones* no Havaí foi ajudar os ilhéus a terem acesso a alimentos saudáveis. A equipe do projeto organizou aulas de culinária, demonstrações de cultivo de hortas e moais de refeições em que cada um leva alguma coisa. Ela convenceu mercearias a colocarem produtos nutritivos em destaque, patrocinou idas a fazendas que cultivam frutas e legumes orgânicos, e estimulou restaurantes a oferecerem pratos mais saudáveis, como sopa de coco e milho, *wraps* com legumes e homus, e chá de cacau. E também orientou empregadores para incluírem alimentos saudáveis em máquinas automáticas, a melhorarem as opções nas cafeterias e até a criarem hortas nos locais de trabalho.

Para facilitar o acesso a alimentos frescos em Oahu, a HMSA montou um mercado hortifrutigranjeiro ao lado de sua sede em Honolulu. Das 11h às 14h às sextas-feiras, a empresa convidava o público e os funcionários para fazerem compras com os vendedores de papaias, cocos, bananas, pimentões, limões de vários tipos, tomates, mangas e abacates, assim como de milho grelhado, frango masala, ahi poke (salada de peixe) e outros alimentos saudáveis.

Foi um bom começo para a equipe do Projeto *Blue Zones* no Havaí, mas ela sabia que levaria um tempo para mudar as atitudes e comportamentos nas ilhas. Enquanto isso, ela extraía estímulo de outros esforços do Projeto *Blue Zones* pelo país, pois havia lugares que já apresentavam progressos notórios quanto à introdução de uma alimentação mais saudável.

Em Marion, por exemplo, uma das 15 comunidades *Blue Zones* no Estado de Iowa, em apenas dois anos houve um aumento de quase 22% no número de pessoas consumindo alimentos saudáveis. Entre as várias estratégias usadas, uma das mais inovadoras foi um regulamento municipal recente permitindo que os residentes criem abelhas e galinhas, façam hortas em telhados e outras verticais em edifícios, e montem mercados hortifrutigranjeiros para deixar alimentos frescos mais perto dos lares.

Em Cedar Rapids, Iowa, a empresa de defesa e fornecedora da indústria aeroespacial Rockwell Collins, que é o maior empregador local, deu um grande exemplo aprovando a criação de uma horta em um espaço vago em seu terreno. Os alimentos cultivados ali por voluntários da empresa são suficientes para milhares de refeições e doados para a entidade beneficente Meals on Wheels que entrega pratos prontos para idosos e pessoas com deficiências físicas, assim combinando o senso de propósito do voluntariado com a produção de alimentos locais frescos.

No sul da Califórnia, o Distrito de Saúde das Cidades Praianas teve tanto êxito em disponibilizar alimentos saudáveis em escolas e lares que a obesidade infantil em Redondo Beach teve uma queda de 50%. Cardápios de restaurantes, refeições em escolas e hábitos alimentares nos lares mudaram. O doutor Vivek Murthy, então diretor nacional de saúde nos Estados Unidos, ficou impressionado quando levou membros de sua equipe até lá para ver o que a equipe do Projeto *Blue Zones* havia realizado. "Há uma tendência a achar que nossos problemas de saúde são imensos e irremediáveis, mas vocês mostraram que as comunidades podem se encarregar deles e reverter essa tendência", disse ele.

De volta a Pahoa, Theresa Zendejas está com um novo problema, porém bem-vindo. Como emagreceu muito, agora ela está precisando de roupas novas! "Vasculhei todas as gavetas no meu quarto e no meu guarda-roupa, e me livrei de todas as minhas roupas antigas", disse ela. Por estar caminhando mais e comendo melhor, ela sente mais energia e seus exames de níveis de açúcar no sangue também tiveram resultados melhores. "As pessoas querem saber o que estou fazendo e se estou tomando alguma coisa, então eu respondo, 'O que estou fazendo? Comendo frutas e legumes! Controlo os carboidratos, parei de tomar leite e agora tenho uma horta!'" Zendejas comprova que qualquer um, mesmo em um bairro com pouco espaço, pode cultivar alimentos frescos. Com a ajuda de seu marido, ela comprou várias bacias de plástico quadradas pretas, fez furos nas bases, encheu-as de composto e plantou couve, quiabo e vagem. Agora ela come legumes frescos de seu quintal.

"Quisera eu ter feito isso 20 anos atrás!", disse ela. "Eu mudei completamente minha maneira de viver. E, meu querido, essa foi a melhor coisa que já aconteceu comigo."

PROJETANDO UMA CIDADE ATIVA

Durante gerações Albert Lea no Estado de Minnesota, 145 km ao sul de Minneapolis, foi uma cidadezinha de operários trabalhadores que se destacava pelo abate de bois, porcos e ovelhas cujas carnes eram cortadas e empacotadas. Com o passar das décadas a indústria da carne entrou em declínio, e Albert Lea enfrentou o desafio de se reinventar deixando sua reputação para trás. Quando o maior frigorífico local foi devastado por um incêndio em 2001, a população ficou insegura sobre o futuro por lá. O centro da cidade, onde ficava o comércio, definhou. Albert Lea deixou de ser um lugar feliz.

Em 2009, porém, selecionamos Albert Lea para ser a primeira comunidade de teste para o que depois se tornaria o Projeto *Blue Zones*. O projeto começou com uma visita de Dan Burden, renomado especialista em tornar cidades melhores para andar, pedalar e viver em geral. Burden é cofundador do Walkable and Livable Communities Institute sem fins lucrativos, que àquela altura já havia ajudado mais de 3.500 cidades pelo país. Dan percebe claramente como o ambiente construído de uma cidade afeta tudo o que acontece nela. E isso suscita uma pergunta: As ruas são feitas para carros ou para pessoas? No primeiro caso, isso gera mais trânsito, barulho, poluição do ar, pavimentação e acidentes. No segundo caso, há mais calçadas, árvores, espaços abertos, áreas para interação, maneiras seguras para as crianças irem a pé para as escolas e pessoas mais saudáveis e felizes. Mas seria tarde demais para Albert Lea?

"Quando nós chegamos, o centro estava praticamente morto", relembrou Burden. "Ainda havia alguns negócios funcionando, mas a maioria havia fechado as portas. Então pensei, caramba, será que vamos conseguir ajudar essa cidade?"

Por acaso, naquele ano a cidade estava se preparando para abrir buracos em três quarteirões no centro, a fim de consertar encanamentos de água e esgoto e outras infraestruturas velhas. Como parte desse projeto, a cidade pretendia trocar a pavimentação da avenida North Broadway, a principal via no centro, para alargar as faixas de veículos e agilizar o trânsito removendo vários semáforos. Quando ficou a par desses planos, Burden sugeriu algo diferente: "Esperem um minuto. Se vocês têm o dinheiro, vamos fazer a coisa certa. Em vez de alargar a avenida, vamos alargar as calçadas. Isso facilitará a circulação de pedestres, em vez de acelerar os carros".

Cidades boas para ciclistas na Dinamarca

Pesquisas mostram que pessoas que se locomovem de bicicleta são mais felizes do que aquelas que dirigem carros ou precisam pegar ônibus ou trem para ir trabalhar. "Nós descobrimos que o humor das pessoas melhora mais quando estão pedalando do que em qualquer outro meio de transporte", disse Eric Morris, professor-assistente no departamento de planejamento urbano e desenvolvimento imobiliário da Universidade Clemson que foi o principal autor de um estudo em 2015 publicado na revista acadêmica *Transportation*. Segundo Morris, além de tornar as pessoas mais saudáveis, pedalar também dá um senso satisfatório de realização que não se obtém ao dirigir ou a bordo de outros meios de transporte.

Pelo que vi em Copenhague, a maioria dos dinamarqueses se sente dessa forma, sejam estudantes universitários com mochilas nas costas ou executivos de terno e gravata. As ciclovias por lá estão sempre lotadas. Nos últimos 20 anos, o trânsito de bicicletas na cidade aumentou 70% e, de fato, os ciclistas em Copenhague bateram um novo recorde em novembro de 2016, quando pela primeira vez o número de bicicletas na área central (265.700) superou o número de carros (252.600). Autoridades dinamarquesas estimam que mais de uma em cada três pessoas na capital pedalam para ir ao trabalho, utilizando uma rede de faixas separada dos veículos.

Para manter o ciclismo seguro e prático, a cidade gasta anualmente um quinto de seu orçamento viário na manutenção da rede. Em 2015, havia 74 mil locais disponíveis para estacionar bicicletas. Uma população ativa é feliz, pensam os dinamarqueses. "Uma cidade com muitos ciclistas é cheia de vida", afirmou o célebre arquiteto e urbanista dinamarquês Jan

Gehl, quando o visitei em seu escritório em Copenhague. Vestido de preto e com óculos sem armação, ele é corpulento e está com 80 anos. Passou sua carreira propondo meios para tornar as cidades mais adequadas para pedestres e ciclistas, a exemplo de Londres, Nova York, Moscou e Melbourne, onde Gehl orientou líderes cívicos na reformulação do entorno urbano para melhorar a qualidade de vida.

"Ciclistas têm o efeito de humanizar o trânsito", comentou Gehl. A chave é tornar o ciclismo o mais atraente possível para os urbanitas. "Agora posso até tocar meu trombone", disse ele. "Se tiver de manter meu instrumento em um estojo, tirá-lo dali, afiná-lo e tudo o mais, acabo desistindo. Mas se ele estiver à mão, toco algumas músicas. Tudo gira em torno de facilitar o acesso às coisas."

Copenhague nem sempre foi tão convidativa para o ciclismo. Durante os anos 1960, era uma típica metrópole com trânsito congestionado, poluição, barulho e estresse. Mas a crise global do petróleo nos anos 1970 e o movimento ambiental crescente reverteram essa tendência, e o ciclismo emergiu como o meio de transporte ideal. No entanto, quando pesquisas de opinião recentes indagaram a dinamarqueses por que preferem bicicletas em vez de carros, poucos mencionaram o meio ambiente e a saúde, embora o ciclismo reduza as emissões de carbono do trânsito e garanta exercício físico diário. A maioria dos entrevistados justificou que pedala porque isso é mais prático.

Isso acontece porque a cidade está projetada para isso. A vantagem mais recente oferecida pelas autoridades municipais é a chamada "onda verde". Basicamente, isso significa que, ao longo de quilômetros, os ciclistas em Copenhague nunca precisam parar em semáforos nas principais artérias da cidade, pois os semáforos estão sincronizados para priorizar as bicicletas, não os carros. Isso permite que os ciclistas mantenham uma velocidade confortável a caminho do trabalho. Esse é apenas um dos diversos investimentos feitos pela cidade em infraestrutura para ciclismo – os quais somam mais de US$ 140 milhões desde 2005.

Na cidade dinamarquesa de Aalborg, o prefeito Thomas Kastrup-Larsen é outro defensor ardoroso do ciclismo. Aliás, quando fui à sua casa para fazer uma entrevista, ele sugeriu que déssemos uma volta pela cidade e já havia duas bikes na rua à nossa espera.

Com 45 anos e em ótima forma, Kastrup-Larsen estava usando uma calça cinza e sapatos sociais pretos quando saímos pedalando de sua casa perto do centro da cidade. Ele queria me mostrar o distrito recém-reformado diante das águas em Aalborg, que antigamente era um polo industrial, no qual havia estaleiros e fábricas abandonados, agora há restaurantes, caminhos com bancos aprazíveis, galerias de arte e salas de concerto com vista para o Limfjord, o estreito corpo de água que separa a Jutlândia do Norte do resto da Dinamarca.

"Você não teme que toda essa bela arquitetura moderna ameace o charme da cidade ligado a Hans Christian Andersen?", perguntei.

"Nem um pouco", disse ele. "A comunidade precisa evoluir."

Tomamos então o rumo da Universidade de Aalborg e passamos pedalando por edifícios que pareciam abrigos de guerra entremeados por escritórios. O prefeito retomou o assunto do ciclismo e disse que isso continuará sendo uma prioridade no futuro. "Queremos tornar tudo mais fácil para que as pessoas pedalem mais, e temos algumas ideias boas a esse respeito", afirmou. Entre as inovações propostas estão placas digitais informando distâncias e velocidades, bombas de ar automáticas, pistas com curvas mais seguras e pontos convenientes em semáforos onde os ciclistas podem dar uma descansada sem descer das bicicletas.

"O pessoal em Copenhague acha que mora na única cidade boa na Dinamarca", disse Kastrup-Larsen, acrescentando que Aalborg tem mais de 200 mil habitantes e ainda está crescendo. "Ainda é preciso trabalhar muito para ter êxito aqui", comentou. "Somos mais humildes e apreciamos isso." É por isso que a reforma no distrito diante das águas o deixava tão orgulhoso. A transformação da área em um ponto de encontro, onde as pessoas podem andar ou pedalar até um restaurante ou sala de concerto, torna a vida em Aalborg muito mais agradável.

A experiência de Burden em outras comunidades o ensinou que, hoje em dia, as pessoas querem fazer compras ou uma refeição sem ter de dirigir por longas distâncias. Elas ainda valorizam lugares próximos às suas casas aonde possam chegar a pé, de ônibus ou bicicleta. O centro em Albert Lea era assim e a população se lembrava disso. Em vez de acelerar o trânsito, Burden disse às autoridades municipais que o ideal seria torná-lo mais lento. Em vez de facilitar o esvaziamento da área central à noite, elas deveriam achar maneiras de torná-la atraente para que as pessoas circulassem sem pressa pelas calçadas e se divertissem.

A Câmara de Vereadores decidiu tentar e investiu um total de US$ 4,5 milhões. Após a recomendação de Burden, a câmara fez calçadas largas o suficiente para mesas de restaurantes ao ar livre, restaurou vagas diagonais de estacionamento diante das lojas, colocou "tartarugas" em cruzamentos para pedestres para torná-los mais seguros, substituiu placas de trânsito por sinais para parar, instalou quadros para mensagens à comunidade e criou um anfiteatro com assentos em um parque adjacente para entretenimento e eventos. Uma nova ciclovia também foi estendida de um parque estadual até o centro.

Revitalizar o centro, tornando-o mais adequado para pedestres e ciclistas, foi uma aposta arriscada, mas, segundo a opinião geral, deu certo. Em consequência direta dessas reformas, 15 negócios novos abriram no centro, segundo Chad Adams, administrador da cidade. "Antes do projeto, raramente recebíamos telefonemas de interessados em abrir alguma coisa no centro", disse ele. "Agora, recebo telefonemas toda semana, mas não há mais lugares vagos." Os donos de negócios também investiram US$ 2 milhões em melhorias na área central.

Conforme a previsão de Burden, antigos moradores também estão retornando e a circulação de pedestres aumentou 70% na área central. Famílias voltaram a frequentar mercados hortifrutigranjeiros, lojas, restaurantes e eventos especiais como a "Quarta-Feira Descontraída", quando as ruas são fechadas para veículos e oferecem música e comida. Além disso, os imóveis tiveram uma valorização de 25%, segundo o assessor do condado, não só nos três quarteirões reformados, mas também nas ruas ao redor, acrescentando mais US$ 1 milhão à base fiscal.

"Agora há movimentação dia e noite em comparação com oito anos atrás", comentou Burden a respeito do novo distrito que dá tanto orgulho a Albert Lea. "Além de a cidade fazer o que era preciso para continuar crescendo no futuro, líderes cívicos da região estão vindo para ver o que foi realizado, depois voltam para suas cidades e aprovam as mesmas políticas para construir algo melhor por lá."

Projetando engajamento

Uma das medidas mais efetivas que uma comunidade pode tomar pela felicidade geral é promover o voluntariado. Pesquisas mostram que o voluntariado faz bem, sobretudo para idosos. Além de manter a pessoa ligada a outras e reforçar o senso de propósito, ele também tende a reduzir o risco de problemas de saúde e aumenta o bem-estar.

Um exemplo disso é Bertha Barnes, uma bisavó de 79 anos que no início de uma certa manhã levava crianças a pé de seu bairro em Fort Worth, no Texas, para a escola. Afro-americana alta com alguns fios grisalhos nos cabelos pretos, Barnes estava usando um colete amarelo sobre sua camiseta do Projeto *Blue Zones* e sapatos confortáveis. Junto com vários outros adultos, ela se ofereceu para participar de um "ônibus escolar pedestre" que estava prestes a sair do estacionamento da Biblioteca Pública East Berry rumo à Escola Primária Christene C. Moss a 1,6 km de distância.

Um ônibus escolar pedestre é como um ônibus escolar comum, exceto pelo fato de que dispensa o ônibus. Um grupo de crianças e dois ou mais adultos seguem por uma determinada rota em um bairro, às vezes apanhando mais crianças em endereços pré-determinados pelo caminho, então todos vão andando juntos até a escola. Essa prática se revelou positiva para crianças e adultos. Professores dizem que as crianças que vão a pé para a escola tendem a prestar mais atenção nas aulas e a aprender mais, ao passo que os adultos relatam se sentir energizados por interagir com as crianças.

No fundo, a meta do programa é resgatar uma tradição abandonada por muitos norte-americanos. Até 1980, 60% dos estudantes que moravam em um raio de 3,2 km da escola iam a pé ou de bicicleta para as aulas. Hoje em dia, esse número caiu para menos de 15%, pois um número crescente de pais, preocupado com os perigos do trânsito e a segurança dos filhos, passou a levá-los de carro para a escola. Isso gera filas longas de carros congestionando as ruas diante das escolas duas vezes por dia, assim como menos ar puro e menos exercício físico para as crianças.

Barnes ficou sabendo desse ônibus escolar pedestre por meio de seu instrutor de exercícios na McDonald Southeast YMCA, onde ela está na turma Silver Sneakers. Um membro da equipe do Projeto *Blue Zones*, em Fort Worth, havia procurado o instrutor no início do ano para perguntar se ele conhecia alguém interessado em voluntariado. Conforme descobriram organizadores em outras comunidades, idosos podem ser acompanhantes excelentes. "Pessoas que buscam maneiras de se manter envolvidas com a comunidade podem ajudar muito os pais atarefados", comentou Tiesa Leggett, outra integrante da equipe do Projeto *Blue Zones*. "Se não fosse por eles, nós não teríamos tantos voluntários", disse ela em referência aos idosos da YMCA. Não demorou para que Barnes e vários outros começassem a se encontrar com as crianças todas as quartas-feiras para caminhar.

Às 7h30 em ponto, o grupo ocupava o estacionamento da biblioteca e começou a marchar na calçada da Pate Drive, com três meninas mais à frente portando um cartaz grande de papelão com a figura de um ônibus escolar alaranjado. Posicionada no meio da fila, Barnes retirou uma garrafa de plástico que estava no caminho do grupo enquanto eles prosseguiam pelo bairro, que parecia um tanto deteriorado. Descobri depois que a renda média nessa parte de Fort Worth era a metade da registrada na cidade como um todo.

Quando o grupo chegou ao primeiro cruzamento, um menino chamado Pedro assumiu a liderança para atravessar a rua, portando um cartaz indicando para parar. Barnes notou que uma garotinha estava com um cadarço do sapato solto. "Ei, deixe-me dar um jeito nisso", disse ela, ajoelhando-se para dar o laço no sapato. Essa era uma tarefa claramente familiar para Barnes, que tem dois bisnetos nessa faixa etária. Quando ela terminou de dar o laço, a garotinha se afastou correndo.

"A felicidade começa assim", comentou Barnes.

Pesquisadores tendem a concordar. Segundo estudos de Linda P. Fried, decana da Faculdade Mailman de Saúde Pública da Universidade de Columbia, idosos que fazem trabalhos voluntários não só contribuem com causas nobres, como também melhoram sua saúde mental e física. "Ajudar a própria comunidade pode desacelerar o processo de envelhecimento de forma a gerar mais qualidade de vida para quem já tem uma idade mais avançada", escreveu Fried. Mais especificamente, voluntários mais velhos costumam ter taxas mais baixas de mortalidade e de depressão, menos limitações físicas e níveis mais altos de bem-estar. De fato, foi descoberto que o voluntariado tem um impacto mais positivo sobre o bem-estar do que a renda, o nível de educação ou o casamento.

"Eu só quero colaborar", respondeu Barnes, quando indagada por que faz trabalho voluntário. "Minha filha me disse que não sabe de onde extraio tanta energia. Aí eu digo que quem não usa sua energia acaba perdendo-a."

Naquela manhã, um dos adultos mais jovens que participava do ônibus escolar pedestre era uma aluna de doutorado da Universidade do Norte do Texas chamada Abby Winstead. Ela estava estudando voluntariado intergeracional para um estágio em saúde pública. "Quando pessoas na meia-idade se aposentam ou seus filhos deixam o lar, muitas se sentem excluídas da sociedade porque deixaram de ter um papel definido", explicou ela. "Mas atividades como essa mostram que elas ainda podem ser úteis para a comunidade. Você notou como as mulheres mais velhas se envolvem com as crianças? 'Você sempre morou por aqui?' ou 'Onde você mora?', elas perguntavam, dando atenção a crianças que não conheciam. Mas a verdade é que as amizades não dependem de idades afins. É maravilhoso ver isso."

As crianças percorreram correndo os últimos metros até a escola. Antes de sumir pela porta, uma garotinha parou e olhou para os voluntários deixados para trás. Ela parecia um tanto surpresa com o espetáculo de tantos adultos acenando para ela. Deu então um grande sorriso, acenou de volta e adentrou a escola. O voluntariado engendra duplamente a felicidade, por dar e receber.

PROJETANDO UMA COMUNIDADE SAUDÁVEL

Quando o primeiro hotel foi aberto em Naples, na Flórida, em 1889, a cidade era um modorrento refúgio de inverno para famílias ricas do Meio-Oeste. Hoje, há dezenas de hotéis de luxo diante da praia ao longo do Golfo do México. Mansões avaliadas em milhões de dólares continuam surgindo na beira-mar, e campos de golfe se estendem para o leste na direção de Everglades nesta região florescente conhecida como Paradise Coast.

Mas, para o médico Allen Weiss, presidente e CEO do NCH Healthcare System, que mantém dois hospitais e outras instalações sem fins lucrativos no sudoeste da Flórida, isso é apenas parte da história por aqui.

"Sim, aqui há dois Ritz-Carltons", disse ele. "E me disseram também que aqui há mais CEOs aposentados do que no resto do país, assim como a renda per capita mais alta no país, ou pelo menos uma das mais altas. Mas 64% das 46 mil crianças em nossas escolas públicas dependem de almoços grátis ou com descontos, e 55% delas são de famílias que não falam inglês. Metade das crianças que entram no jardim de infância nunca havia escutado inglês antes. Nossa comunidade é muito diversificada em termos socioeconômicos e culturais, com todos os altos e baixos decorrentes dessa coexistência."

Como os gastos para tratar doenças crônicas continuavam aumentando em Naples e no condado de Collier ao redor – tanto nos bairros ricos quanto nos de baixa renda –, o doutor Weiss apresentou uma proposta incomum para a diretoria de sua organização em 2014. Em vez de ser apenas uma 'oficina' para tratar os doentes, disse ele, o NCH Healthcare também deveria investir em prevenção. Ao tornar toda a comunidade mais saudável, eles poderiam reduzir os próprios gastos e aumentar a qualidade de vida para todos, incluindo o senso geral de bem-estar. "Nossa meta não era apenas ajudar as mães suburbanas em tempo integral e os executivos, mas também comunidades rurais onde as pessoas colhem tomates", disse ele. "Nós também queríamos fazer algo de bom para os trabalhadores rurais e suas famílias."

O doutor Weiss analisou várias abordagens para prevenção e ficou atraído pelo Projeto *Blue Zones* em razão do seu foco em mudanças ambientais de longo prazo. "Em minha carreira profissional como residente, reumatologista e geriatra, aprendi que se você coloca as pessoas em um ambiente bom, é possível mudar o curso de suas doenças", comentou ele. "Para uma criança com artrite reumatoide, o ambiente familiar é extremamente importante. Para uma comunidade, o ambiente no qual se anda, se come e tudo o mais tem enorme importância."

Mas, antes de se envolver com a equipe do Projeto *Blue Zones*, o doutor Weiss queria ver a situação atual em outras comunidades que receberam o projeto. Ele então visitou as cidades praianas na Califórnia, Albert Lea em Minnesota e Cedar Falls em Iowa. "Nós achamos que era preciso ver a realidade com nossos próprios olhos", disse ele. Ele esteve com o prefeito de Cedar Falls, que descreveu o impacto geral das atividades do Projeto *Blue Zones* na cidade. "Ele disse que a coisa mais interessante foi a mudança na cultura da comunidade", comentou o doutor Weiss. "As pessoas estavam se unindo, inclusive aquelas que não se falavam antes, mesmo morando em lados opostos do quarteirão. Agora, elas estavam fazendo caminhadas juntas duas vezes por semana ou se reunindo para refeições, o que mudou o panorama por completo."

Esse era exatamente o tipo de transformação que o doutor Weiss tinha em mente para Naples. Por isso, apresentou a proposta do Projeto *Blue Zones* à sua diretoria. "Eu argumentei que podíamos usar o dinheiro economizado com a redução de nossos custos operacionais para comprar um novo equipamento de raios x e outros de informática ou podíamos tentar tornar a comunidade mais saudável e a mais feliz no país."

Isso aconteceu há quase três anos. Desde então, o Projeto *Blue Zones* no sudoeste da Flórida se expandiu de Naples para o condado de Collier e o condado de Lee no sul, desafiando mercearias e restaurantes a oferecerem opções mais saudáveis para os clientes, estimulando locais de trabalho a adotarem práticas mais saudáveis, dando sugestões a escolas locais para ajudarem os estudantes a comerem melhor e a se manterem ativos, e recrutando igrejas e outras organizações para ajudarem os moradores a se ligarem socialmente.

Em muitos aspectos, a área de Naples já estava na dianteira, pois já tinha ciclovias, calçadas, hortas comunitárias e mercados hortifrutigranjeiros para a população fixa, o pessoal do norte que só aparece no inverno e floridenses que vêm o ano inteiro. De fato, quando a Gallup-Sharecare identificou em 2016 as comunidades mais bem classificadas no país acerca do bem-estar geral, a área de Naples ficou em primeiro lugar, destronando lugares como Salinas na Califórnia, Sarasota na Flórida e Fort Collins no Colorado. Quanto aos cinco elementos de bem-estar mensurados pelos pesquisadores – propósito, social, financeiro, comunidade e físico –, os moradores de Naples tiveram a pontuação mais alta no país na categoria comunidade, respondendo favoravelmente quando indagados sobre o quanto gostavam de onde viviam, se tinham uma sensação de segurança e também orgulho de sua cidade.

"Ficamos muito surpresos ao saber que Naples teve uma pontuação tão boa porque estamos a par de todas as necessidades em nossa comunidade", disse o doutor Weiss. "Nos bairros afluentes ainda há alcoolismo, obesidade, depressão e doenças mentais, e nas comunidades rurais ainda há falta de acesso a tratamentos médicos e odontológicos e a alimentos saudáveis."

DESESTRESSANDO A COMUNIDADE

A Paradise Coast claramente avançou muito, mas ainda não é perfeita. Aliás, o sudoeste da Flórida tem muito em comum com as comunidades piloto do Projeto *Blue Zones* nas cidades praianas da Califórnia e aquelas nas ilhas de Oahu e do Havaí. Em todos esses lugares famosos, os residentes têm de equilibrar as vantagens de morar em um paraíso natural com as pressões e estresses advindos do turismo em grande escala.

Nas cidades praianas havia estresse em razão do trânsito e às preocupações com os preços dos imóveis. "Moramos em um lugar lindo, mas temos muitos problemas", me disse alguns anos atrás Jeff Duclos, ex-prefeito de Hermosa Beach. "Ficamos encalhados no meio da metrópole de Los Angeles, que é completamente disfuncional em termos de mobilidade." Ao mesmo tempo, os preços dos imóveis extrapolaram. Em Manhattan Beach, o preço médio em 2014 ficava pouco abaixo de US$ 3 milhões, dificultando a vida de um número crescente de moradores.

Quando foi mensurar o bem-estar nas cidades praianas em 2010, a Gallup-Sharecare descobriu que as pessoas no sul da Califórnia estavam sentindo tanto estresse quanto a população de Nova Orleans, após o furacão Katrina e tanta raiva quanto a população de Detroit, após a Grande Recessão de 2007-2009. "Não surpreende que nossos níveis de estresse estivessem além do normal, mas nunca imaginei que estivessem entre os mais altos no país", comentou o médico que chefia o distrito de saúde local.

A situação era praticamente igual no Havaí, onde o alto custo de vida estava prejudicando os residentes. "Nós moramos em um lugar fantástico", disse Dena Smith Ellis, organizadora do Projeto *Blue Zones* por lá. "Como ficamos muito ao ar livre, é fácil nos movimentarmos naturalmente. E, em termos culturais, a população do Havaí já adota muitas práticas das *Blue Zones*, como dar prioridade à família, a entidades religiosas, a pertencimento e à tribo certa. As pessoas já fazem essas coisas." Mas o custo de vida no Havaí é ultrajante, disse ela. "A gasolina é cara. A moradia é cara. A educação é cara. A comida tem preços astronômicos. As famílias de classe média acabam sendo obrigadas a ter dois ou três empregos."

Ellis tem ajudado organizações na Big Island a se engajarem nas atividades do Projeto *Blue Zones*. "Eu trabalho com quatro comunidades bem diferentes", disse ela. "Duas são formadas por nativos, operários e apresentam uma diversidade de culturas. As outras duas incluem algumas das pessoas mais ricas nos Estados Unidos, que moram aqui um ou dois meses por ano e representam 1% da população." Tais diferenças drásticas nos níveis de renda geram estresse, o que solapa a felicidade. Ao mensurar o bem-estar nas ilhas, a Gallup-Sharecare descobriu que os havaianos ficaram entre os cinco Estados norte-americanos com pontuação mais alta em quatro das cinco categorias – propósito, financeira, comunidade e física. Mas quanto ao elemento social – ter relações de apoio e amor em suas vidas –, eles caíram para a 46ª posição.

"Isso realmente deixou nossa equipe perplexa", comentou Ellis. "Mas eu tenho uma teoria. No Havaí dizemos muito 'aloha', mas quem é de fora não sabe bem o que isso significa. Além de uma saudação, aloha também indica conexão e confiança. Para muitos havaianos nativos, essa confiança foi violada, então eles tendem a se resguardar um pouco. Para ser bem-vindo é preciso mostrar que você é confiável."

Qual é a melhor maneira para isso? Fazer as pessoas se ligarem socialmente, disse ela. Para as cidades praianas do Havaí e da Califórnia, esse foi um caminho bem-sucedido para desestressar a comunidade.

Na Big Island do Havaí, as equipes do Projeto *Blue Zones* organizaram moais de caminhadas e de refeições comunitárias para aproximar as pessoas, assim como oficinas sobre propósito e iniciativas voluntárias em entidades religiosas. "Para muitas pessoas nessas comunidades, esse foi um novo meio de se aproximarem", ponderou Ellis, não só para havaianos nativos, mas também para japoneses, filipinos, samoanos e outros grupos étnicos. "Esse envolvimento na comunidade deu oportunidade para conversas multiculturais. Uma dona de casa bilionária, por exemplo, pode ter contato com famílias pobres e apoiar uma mudança alimentar saudável, o que derruba barreiras entre classes sociais."

No sul da Califórnia, a equipe do Projeto *Blue Zones* também introduziu moais de caminhadas e outras iniciativas visando manter as pessoas emocionalmente e socialmente engajadas. Mais de 2.500 pessoas nas cidades praianas, por exemplo, participaram de uma série de oficinas sobre propósito com duas horas de duração cada, nas quais aprenderam a identificar seus dons e paixões – sua "razão para acordar de manhã". Os participantes foram então estimulados a usar esses dons na comunidade por meio do voluntariado.

Os resultados foram animadores. Após cinco anos de esforços do Projeto *Blue Zones*, o número de residentes nas cidades praianas cujas vidas diárias foram classificadas como "prosperando" teve uma alta impressionante de 12% -- de 64,4% em 2010 para 72,2% em 2015. (Para ser descritos no Índice de Bem-Estar da Gallup-Sharecare como "prosperando", e não "batalhando" ou "sofrendo", os entrevistados têm de dar no mínimo nota 7 para suas vidas atuais em uma escala de 1 a 10, e no mínimo 8 para suas vidas futuras.) Essa avaliação positiva de sua qualidade de vida colocou essas populações praianas bem à frente da maioria dos norte-americanos, dos quais apenas 54,1% deram notas tão altas às suas vidas.

Em parte, esse senso maior de bem-estar dos habitantes das cidades praianas se deveu a uma redução nos níveis de estresse. "Houve uma queda de 9% do estresse diário em relação ao nosso início em 2010", disse Susan Burden, ex-CEO do Distrito de Saúde das Cidades Praianas, que ajudou a patrocinar o Projeto *Blue Zones* original no sul da Califórnia e continua a financiá-lo. Essa redução do estresse colocou a população local três pontos à frente dos californianos como um todo, comentou Dan Witters do Índice de Bem-Estar da Gallup-Sharecare – uma diferença significativa, acrescentou ele. "Isso mostra que mesmo quando a população está estressada ou em situação desvantajosa, é possível reverter o quadro realizando as intervenções certas e criando o ambiente apropriado para o bem-estar."

Witters também elogiou as cidades praianas pelo aumento no número de residentes que se exercitavam pelo menos 30 minutos por dia três vezes por semana de 60,5 % em 2010 para 65,8% em 2015. Ao mesmo tempo, o número de indivíduos com peso acima do normal caiu de 50,8% para impressionantes 15%, e o número de obesos para 12,1%, comparado com 28,1% nacionalmente. O tabagismo nas cidades praianas também diminuiu de 17% para apenas 8,9% – menos da metade da média nacional, que é 18,8%.

"Tem havido ganhos muito impressionantes de saúde que vão contra tendências de outras partes do país, onde os números estão indo na direção oposta", comentou Burden a respeito das cidades praianas nas quais atua.

"Ainda há muito trabalho pela frente, mas somos um dos raros lugares no país com condições para construir uma comunidade mais saudável."

Seguindo o exemplo dessas e de outras comunidades *Blue Zones* pelo país, a equipe no sudoeste da Flórida fez progressos reais achando meios de reduzir os níveis de estresse dessa população. Ela se empenhou especialmente para construir laços sociais e promover mudanças saudáveis em escolas, empresas, restaurantes e mercearias. "Se você quer que uma comunidade seja feliz, é preciso haver bem-estar físico, segurança financeira, um trabalho significativo e o apoio da família ou de um grupo próximo", disse o doutor Weiss. "Quando tem essas coisas, qualquer pessoa é muito mais feliz."

PROJETO COMUNITÁRIO PARA A FELICIDADE

Tolstói escreveu em *Anna Karenina*: "Todas as famílias felizes são iguais; as infelizes o são cada uma à sua maneira". Isso também se aplica a cidades. Certas iniciativas, atividades e compromissos continuam sendo métodos-chave para atuar no círculo externo de seu raio existencial e construir uma comunidade que apoie o máximo de felicidade para todos os seus cidadãos. A lista a seguir sintetiza as métricas usadas nos levantamentos da Gallup-Sharecare, as recomendações do nosso Painel *Blue Zones* de Consenso de Felicidade e as lições que aprendi ao longo de anos visitando os lugares mais felizes do mundo e observando o que funciona nas 42 comunidades que aderiram ao Projeto *Blue Zones*:

1. Busque um estilo de vida saudável. Há provas consistentes de que a boa saúde é fundamental para uma vida feliz, assim como de que pessoas doentias e obesas são menos felizes do que as saudáveis. Quanto mais as comunidades tomarem providências para reduzir as taxas de doenças – incluindo o estresse que causa ansiedade crônica e depressão –, maiores são as chances de criar um ambiente com mais bem-estar.

Lições: Melhore as escolhas alimentares na comunidade limitando o número de lojas de *fast-food* por quarteirão. Encontre maneiras de incitar a comunidade a beber mais água, em vez de bebidas açucaradas. Aprove um imposto sobre refrigerantes e outras bebidas adoçadas com açúcar, e invista em programas locais de combate à obesidade infantil. Forneça água limpa abundante e tratada com flúor, pois isso é fundamental para o bem-estar da comunidade. Apoie regulamentos contra barulho emitido por veículos, estabelecimentos e indivíduos, pois isso aumenta o estresse e prejudica a saúde. Por fim, como as doenças mentais perfazem 50% dos gastos com tratamentos de saúde e aumentam proporcionalmente a infelicidade de uma comunidade, qualquer esforço para tratar transtornos como depressão e ansiedade certamente compensa.

2. Projete uma comunidade que favoreça os humanos em detrimento dos carros. As comunidades mais felizes estimulam caminhadas e ciclismo, em vez do uso disseminado de carros. Isso faz as pessoas se exercitarem e socializarem mais do que quando estão dirigindo. Ruas e calçadas com boa manutenção criam um ambiente mais confiável e reduzem as emissões de carbono dos veículos. Uma vida ativa nas ruas aumenta pelo menos 30% a atividade física em toda a cidade.

Lições: Sempre que possível, prefira caminhar ou pedalar em vez de dirigir. Forme um grupo para isso e junte-se a esforços locais para limpar parques, manter as calçadas em bom estado, criar ciclovias, promover o uso do transporte público e apagar pichações indesejadas. A ideia é fazer as pessoas andarem e pedalarem mais, e usarem menos seus carros. Outras medidas desejáveis são estreitar as pistas no trânsito, reduzir os limites de velocidade, alargar as calçadas, criar mais ciclovias e eliminar ruas de mão única. Tais recomendações são do Complete Streets, uma iniciativa sem fins lucrativos fundada em 2004 para tornar as redes de transporte municipais mais limpas, seguras e acessíveis. Para mais informações, visite o site *smartgrowthamerica.org*.

3. Limite a expansão urbana. Deslocamentos mais curtos aumentam o bem-estar. Cidades compactas requerem menos manutenção e utilizam menos água e serviços de pavimentação. O ar é mais limpo, pois há menos emissões de carbono. Quando o trabalho e a residência são próximos, dispensando deslocamentos longos no trânsito pesado, há maior interação social e o centro da cidade é mais vibrante.

Lições: Ao tomar decisões sobre onde morar e trabalhar, considere a distância e pese as vantagens para a saúde de caminhar ou pedalar até o trabalho. Aliás, o site *walkscore.com* avalia comunidades em termos das condições para os pedestres. Pressione as autoridades municipais a imporem tamanhos menores de terrenos, a darem incentivos fiscais para melhorias na cidade e a limitarem o financiamento público fora de certos perímetros. Una-se a outras pessoas para criar um cinturão verde em volta da sua comunidade, a exemplo do que foi feito em Portland no Oregon, em Boulder no Colorado e em San Luis Obispo na Califórnia.

4. Limite o tabagismo. Fumantes são comprovadamente menos felizes do que os não fumantes, e também tendem a prejudicar a saúde e o bem-estar das pessoas em seu entorno. Além disso, as incidências mais altas de câncer, doenças cardíacas e incapacitação para o trabalho entre fumantes custam bilhões de dólares, anualmente, ao sistema de saúde pública.

Lições: Se você é fumante, explore as opções para se livrar desse vício. Comunidades podem dificultar a manutenção desse hábito nocivo, restringindo áreas onde é permitido fumar, impondo impostos e restrições ao tabaco, e promovendo campanhas educativas para reduzir as taxas de tabagismo. Graças ao ativismo comunitário, San Luis Obispo e Calabasas na Califórnia, assim como Boulder no Colorado, tomaram esse tipo de providências e agora estão entre as cidades com taxas mais baixas de tabagismo no país.

5. Invista em beleza. A beleza, especialmente a natural, nos agrada e faz relaxar. Os lugares mais felizes nos Estados Unidos também tendem a ser os mais belos. No caso de Boulder e San Luis Obispo, líderes cívicos lutaram para preservar a beleza natural; em Minneapolis e Portland, contribuintes fizeram grandes investimentos em parques e espaços abertos. E isso mais que compensa: como o preço dos imóveis sobe, a base fiscal é mais sólida em cidades bonitas.

Lições: Participe dos esforços comunitários para proteger a natureza no entorno de sua comunidade, incluindo vias navegáveis, a beira-mar, as vistas das montanhas, florestas ou espaços abertos. Desconfie de iniciativas em prol do crescimento local que, muitas vezes, deslancham uma espiral desenfreada de desenvolvimento, o aumento indesejado da população e mais urbanismo gerando estresse. Proíba ou limite a publicidade ao ar livre, pois apenas os anunciantes gostam de outdoors. Explore e apoie a aquisição pública de terras em torno da cidade para a criação de mais espaços verdes. Plante e mantenha mais árvores nas ruas e nos parques, e estimule a prefeitura a contratar um arborista para cuidar delas.

6. Crie um comitê de liderança. Para uma cidade ser feliz é preciso haver senso comunitário e líderes empenhados que inspirem ações do setor público, das empresas locais e organizações de base popular.

Lições: Um primeiro passo é mobilizar as autoridades municipais – o prefeito, o administrador municipal, a Câmara de Vereadores, diretores de escolas e de organizações de saúde, o chefe de polícia e a Câmara de Comércio –, para que identifiquem as políticas e programas que possam gerar mais qualidade de vida em sua comunidade. Saiba mais sobre essa ação-chave no site do National Charrette Institute (*charretteinstitute.org*).

7. Recorra a especialistas. Após identificar as mudanças necessárias em sua comunidade para aumentar o nível de bem-estar, não é preciso reinventar a roda. Recorra a especialistas e pessoas experientes para aprender mais sobre projetar ruas, combater o tabagismo, promover uma alimentação mais saudável e outras ações que criem um ambiente propício à felicidade.

Lições: Conforme mencionamos anteriormente, as cidades que vêm participando do Projeto *Blue Zones* nos últimos anos são ótimos modelos para mudanças rumo à felicidade. Saiba mais sobre elas e o que a organização *Blue Zones* pode oferecer entrando no site *bluezones.com*. Aprenda como as cidades funcionam (ou não) lendo *The Death and Life of Great American Cities*, de Jane Jacobs. O Walkable and Livable Communities Institute (WALC; site *walklive.org*) tem muito a oferecer a comunidades que queiram melhorar seus espaços físicos. O Centro de Direito em Saúde Pública na Faculdade de Direito Mitchell Hamline (*publichealthlawcenter.org*) tem sugestões práticas para melhorar políticas locais relacionadas a alimentos e tabaco.

8. Ache maneiras para mensurar o bem-estar. Criar uma comunidade mais feliz e saudável requer foco, esforço considerável e um investimento de diversos interessados por pelo menos três a cinco anos. Ao observar isso acontecer nas comunidades iniciais do Projeto *Blue Zones*, descobri que se uma melhora incremental anual é demonstrada, as pessoas se mantêm motivadas e as organizações ficam satisfeitas com o retorno de seus investimentos. E, mais importante, ao acompanhar os ganhos em bem-estar e atrelá-los com políticas e programas, é possível ver o que está dando certo ou não.

Lições: Qualquer comunidade a fim de efetuar mudanças para melhorar o bem-estar geral precisa de uma técnica de mensuração e de uma linha de base inicial, a qual deve continuar administrando. O padrão é o Índice de Bem-Estar da Gallup-Sharecare, que mensura 55 facetas da saúde e da felicidade conforme cinco elementos – propósito, social, financeiro, comunitário e físico. As cidades também podem determinar outro conjunto de métricas – por exemplo, índice de massa corporal, gastos com tratamentos de saúde e pontuação sobre condições para caminhar. Comunidades menores que não se encaixam nos critérios de tamanho de amostragem do Índice de Bem-Estar da Gallup-Sharecare devem criar sistemas de avaliação adequados usando as informações disponíveis. Aqui estão os fatores-chave conforme minha experiência demonstrou:

- Água limpa;
- Políticas alimentares que favoreçam frutas e legumes, e desestimulem o consumo de *fast-food*;

- Poucos *outdoors* ou nenhum;
- Calçadas largas em profusão;
- Boas condições para o ciclismo;
- Sistema robusto de transporte público;
- Alto engajamento cívico;
- Taxas altas de voluntariado;
- Parques em profusão;
- Preços médios ou altos de imóveis;
- Pontuação alta no Índice de Bem-Estar da Gallup-Sharecare;
- Muitos dentistas;
- Ausência de expansão urbana;
- Leis que combatam o tabagismo.

CAPÍTULO 8
PROJETANDO O LOCAL DE TRABALHO

"Você certamente diria que meu emprego é estressante", disse Leah Graham, 27 anos, com sua humildade habitual. Graham, que trabalha na central de atendimento telefônico 911, do Departamento de Polícia de Fort Worth, atende mais de 150 ligações por dia, muitas das quais são questão de vida ou morte para quem está do outro lado da linha. Após avaliar a situação, a veterana do departamento despacha policiais, bombeiros ou paramédicos para o local indicado.

"Certa vez eu estava falando por rádio com dois policiais na autoestrada", disse ela relembrando um incidente. "Eles estavam trabalhando em um acidente, então alguém surgiu do nada e os atropelou." Ela manteve a calma e despachou mais duas ambulâncias imediatamente. A central tem 140 atendentes que todo dia podem passar por uma situação semelhante de alto estresse.

A fim de reduzir o estresse de sua equipe, Graham recentemente recrutou alguns colegas de trabalho para formarem um moai do Projeto *Blue Zones* – um círculo de amigos que partilha interesses e concorda em fazer caminhadas juntos por pelo menos dez semanas. Ela imaginou que fazer a turma se levantar e andar durante seus intervalos seria melhor para sua saúde e disposição do que deixá-la sentada comendo lanches. O plano deu certo. Não demorou para que mais 30 pessoas aderissem, incluindo supervisores. "Essa operação funciona 24 horas, sete dias por semana e há gente dos três turnos querendo caminhar", comentou ela. "Por isso, resolvemos dividir a turma em equipes de quatro ou cinco pessoas e continuamos caminhando sempre que possível."

Quando vidas estão em jogo, os atendentes da central ficam sob pressão extrema, e o estresse aumenta com problemas frequentes de pessoal e tecnologia. Quando há um acidente em uma autoestrada movimentada, a central 911 pode ser bombardeada por 50 ou mais ligações. O trabalho de equipe se torna fundamental, disse Graham. "Você precisa do apoio dos colegas. Se houver algum conflito entre as pessoas, isso gera mais dificuldade em um trabalho já estressante."

Os moais têm sido proveitosos nesse sentido, afirmou ela. O que começou como uma maneira de fazer mais exercício também fortaleceu os relacionamentos. "Antes, nos momentos de intervalo, tinha gente que ia sentar no próprio carro ou se isolava na sala de descanso", relembrou. "Mas, com as caminhadas, todos passaram a interagir, conversar, fazer algo juntos, e até se tornaram amigos." A disposição aumentou.

De vez em quando, todo local de trabalho pode parecer uma panela de pressão. Aliás, em um levantamento da Gallup, em 2016, acerca da satisfação com o trabalho, trabalhadores norte-americanos relataram que o que mais os aborrecia era o grande estresse em seus empregos. Dois terços dos entrevistados disseram sentir demasiado estresse no trabalho.

Como passamos muitas horas trabalhando diariamente, o ambiente de trabalho tem um grande impacto sobre a saúde e a felicidade. Trabalhadores satisfeitos solicitam menos dias de licença por doença, são mais produtivos e tendem a tratar melhor os clientes e colegas de trabalho. Tendem também a obter melhores avaliações e, no decorrer do tempo, salários mais altos. Além disso, têm também impacto positivo sobre o êxito dos empregadores. Segundo um estudo em 2015 da Gallup, empresas com funcionários "altamente empenhados" eram em média 21% mais lucrativas do que aquelas com pessoal "desinteressado".

No entanto, na maior parte da década passada, a satisfação dos trabalhadores diminuiu muito, e a perda resultante de produtividade gerou prejuízos anuais de US$ 300 bilhões às empresas norte-americanas. Um levantamento realizado em 2011 pelo Conference Board, um organismo internacional sem fins lucrativos e dedicado a melhorar as práticas empresariais, descobriu que os trabalhadores norte-americanos estavam mais infelizes do que nos 22 anos da série histórica que acompanha as taxas de satisfação com o trabalho. Sem dúvida, uma das causas reside na Grande Recessão de 2007-2009, que solapou a segurança e a satisfação com o trabalho. As únicas pessoas mais infelizes do que os trabalhadores norte-americanos durante esse período de lenta recuperação econômica eram as que haviam perdido o emprego.

Embora a situação já tenha melhorado nos Estados Unidos, ainda há muito o quê fazer. Segundo a Gallup, o fato de apenas 33% de todos os trabalhadores do país dizerem que estão envolvidos com seu trabalho pode parecer uma estatística deprimente, porém é o nível mais alto de satisfação nacional nesse quesito em mais de 20 anos. O que pode ser feito para melhorar a situação? Como otimizar o local de trabalho para promover mais saúde e felicidade?

Muitas coisas, das quais várias não requerem grandes investimentos, escritórios novos e luxuosos nem máquinas de cappuccino. A Gallup descobriu que uma das coisas mais importantes para os funcionários é ter um melhor amigo no trabalho.

CRIANDO UM LOCAL DE TRABALHO À MODA *BLUE ZONES*

Foi por isso que, há alguns anos, a empresa de consultoria e recursos humanos Salo LLC de Minneapolis começou a apresentar seus funcionários uns aos outros. Como a maior parte da equipe ficava dispersa, e não na sede da Salo, a empresa decidiu reforçar os laços entre os trabalhadores. Com a ajuda da equipe do Projeto *Blue Zones*, a Salo concordou em fazer um experimento de seis meses em 2012. Foram criados 21 moais com seis a oito trabalhadores cada, com base em interesses partilhados, não em cargos ou departamentos. A ideia era que os membros se conhecessem por meio de teleconferências duas vezes por semana, refeições em que cada um leva alguma coisa e outras atividades fora do ambiente de trabalho.

"Inicialmente eu estava cética", disse Angie Complin, que na época trabalhava com desenvolvimento de negócios na Salo. "Meu moai tinha casados, solteiros, pessoas mais jovens, outras na meia-idade e até alguns aposentados, mas todos estavam realmente envolvidos. Aprendemos muito uns sobre os outros, incluindo algumas coisas bem íntimas, e agora me sinto realmente ligada a eles, mesmo àqueles que não vejo diariamente, quase como se fossem velhos amigos."

O experimento teve grande sucesso em fomentar o bem-estar, afirmou Gwen Martin, cofundadora da Salo. "As pessoas ficaram mais felizes, empenhadas e prestativas", disse ela. Os moais foram apenas uma parte de uma iniciativa *Blue Zones* maior na Salo, a fim de criar um ambiente de trabalho mais saudável e mais feliz. A abordagem utilizou dezenas de recursos baseados em evidências para incitar discretamente os funcionários a comerem melhor, queimarem mais calorias ao longo do dia e, conforme a Gallup descobriu, socializarem mais com os colegas. A empresa também ofereceu oficinas grátis sobre propósito, orientação sobre a vida, *happy hours*, eventos de voluntariado e sessões de meditação de nove minutos, as quais surpreendentemente tiveram elevada aceitação. "Quando nós começamos, as pessoas estavam refratárias à ideia de meditar", disse Martin. "Mas no final, muitas estavam praticando meditação."

De fato, a série de coisas que os funcionários da Salo estavam dispostos a tentar evoluiu muito, afirmou ela. Após os seis meses iniciais da campanha, o número de trabalhadores que se tornou voluntário em causas comunitárias teve um aumento de 14%, a troca de pessoal caiu 9%, a expectativa de vida aumentou em média 2,6 anos e os níveis de felicidade deram um salto de 47%! "Realmente foi uma sorte participar da iniciativa *Blue Zones*", comentou Martin, que depois entrou na equipe do Projeto *Blue Zones* como diretora executiva.

Antes de participar da iniciativa *Blue Zones*, a Salo já havia adotado algumas inovações para estimular mais atividade física. Em seu escritório principal no centro de Minneapolis, escrivaninhas ocupavam uma ponta do espaço aberto em estilo de *loft* e uma área de jogos ficava na outra ponta, com tênis de mesa e uma mesa de pebolim. Uma parte do escritório foi mobiliada com mesas elevadas para trabalhar em pé, várias das quais tinham esteiras acopladas. Para um estudo da Clínica Mayo, em 2007, sobre locais de trabalho ativos, 18 funcionários da Salo passaram três horas por dia andando nas esteiras enquanto participavam de teleconferências ou trabalhavam em seus computadores. Após seis meses, o estudo descobriu que esses funcionários haviam emagrecido um total de 70,7 kg e também reduzido seus níveis de colesterol e triglicérides.

Nossa equipe aprendeu muito na Salo, que se tornou o primeiro local de trabalho no país com o selo *Blue Zones* fora das comunidades já envolvidas com nosso projeto. Desde então, estratégias *Blue Zones* foram adotadas por mais de 600 empresas pelo país por meio de nossos programas com empregadores em comunidades no projeto, desde fábricas enormes em Iowa a lojas de vitaminas de frutas no Havaí. Em cada caso, usamos o mesmo modelo de seis etapas para otimizar o raio existencial dos funcionários – tanto no trabalho quanto em suas comunidades –, enfocando a liderança da empresa, propósito, ambiente físico, círculos sociais, políticas, benefícios e soluções em prol do bem-estar. Sempre que uma empresa manifesta interesse em ser aprovada pelo Projeto *Blue Zones*, nós fazemos as seis perguntas a seguir, que têm ligação com os pontos focais citados anteriormente:

- Os líderes em todos os níveis da empresa estão moldando comportamentos em prol do bem-estar e influenciando um ambiente que apoie o bem-estar dos outros?

- vSua empresa promove práticas saudáveis e empodera os funcionários para fazerem escolhas saudáveis por meio do traçado físico e do ambiente de trabalho?

- Há uma estratégia de engajamento claramente definida que use uma mescla efetiva de comunicados, incentivos e eventos sociais para promover mais bem-estar?

- Suas políticas de recursos humanos e benefícios são projetadas para estimular o bem-estar?

- Há soluções efetivas para apoiar os esforços dos funcionários para melhorar o bem-estar?

Como se pode ver, a abordagem *Blue Zones* é variada e abrangente, mas os potenciais benefícios são significativos. Com pouco ou nenhum investimento financeiro, os empregadores podem obter mais produtividade por parte dos funcionários, reduzir o absenteísmo e gastar menos com tratamentos de saúde no decorrer do tempo. Além disso, os locais de trabalho aprovados pelo Projeto *Blue Zones* também ganham o reconhecimento de líderes comunitários, aparecem frequentemente na mídia e divulgam mais facilmente a marca da empresa.

Para obter a aprovação do Projeto *Blue Zones*, pelo menos 25% dos trabalhadores devem assinar uma promessa pessoal, que requer que todos otimizem seu entorno. Isso inclui analisar suas residências conforme uma *checklist* que visa combater o consumo irrefletido de alimentos e estimular um sono melhor. Eles também precisam fazer uma oficina *Blue Zones* grátis sobre propósito para identificar seus pontos fortes, paixões e dons. Ao mesmo tempo, os empregadores fazem escolhas em um cardápio de ações para promover saúde e felicidade no ambiente de trabalho, como instalar uma iluminação melhor, mesas elevadas para trabalhar em pé e móveis que propiciem mais interação entre as pessoas. Os empregadores também devem transformar certas políticas, fazendo o bem-estar dos funcionários se tornar uma prioridade oficial da empresa, estimulando os funcionários para o voluntariado permitindo que se ausentem por algumas horas por semana, e deixando que eles customizem seu espaço de trabalho para refletir suas preferências e valores.

Talvez alguns exemplos específicos ilustrem melhor como poucas mudanças simples em um local de trabalho podem aumentar a felicidade de todos.

Quando a equipe do Projeto *Blue Zones* foi a Redondo Beach, Califórnia, há alguns anos, Russ Lesser inscreveu a Body Glove International para

Talvez alguns exemplos específicos ilustrem melhor como poucas mudanças simples em um local de trabalho podem aumentar a felicidade de todos.

Quando a equipe do Projeto *Blue Zones* foi a Redondo Beach, Califórnia, há alguns anos, Russ Lesser inscreveu a Body Glove International para se tornar um dos primeiros locais de trabalho na cidade com o selo de aprovação *Blue Zones*. Fundada em 1953, a empresa ganhou renome entre os surfistas da Costa Oeste por produzir as primeiras roupas práticas de neoprene. Atualmente, ela vende roupas de banho, para ginástica, equipamentos de mergulho, acessórios e tudo o que há de mais moderno em termos de roupas e equipamentos de surfe.

"Nós costumávamos comer biscoitos e doces no escritório", disse Lesser, que é presidente da empresa há 27 anos. "Agora, toda manhã às dez horas oferecemos uma bandeja com maçãs e outras frutas. Nós também levamos a equipe para andar regularmente no intervalo do almoço, às vezes, por até um quilômetro e meio. A disposição e a saúde de todos melhoraram, e o absenteísmo diminuiu muito. Estamos empolgados com todo o conceito."

Na sede da HMSA no centro de Honolulu, nossa patrocinadora no Havaí, a administração montou na rua em frente um mercado hortifrutigranjeiro que vende produtos locais às quintas-feiras. O sucesso foi imediato: além de facilitar que os funcionários comprem legumes a caminho de casa, isso também serviu para que os funcionários interajam com as pessoas no bairro. A empresa também lançou um moai de caminhadas para seus 1.800 funcionários que, a princípio, ficaram relutantes. "Nós sabíamos que estávamos nos arriscando muito com ambas as iniciativas", disse Elisa Yadao, vice-presidente sênior. "Mas as duas deram certo bem além de nossas expectativas."

Em Albert Lea, Minnesota, gerentes da empresa de energia elétrica Freeborn-Mower Cooperative Services ofereceram aulas de ioga aos funcionários após o expediente, testes biométricos anuais, lanches saudáveis e trilhas de caminhada com placas mostrando o número de passos requeridos para percorrê-las até o fim. "Trata-se de criar um ambiente que facilite fazer escolhas saudáveis", afirmou Judy Jensen, que trabalha na seção de pagamentos e contabilidade.

Chuck Marlin começou a caminhar durante o intervalo do almoço na fábrica Lou-Rich em Albert Lea, pois queria emagrecer um pouco. Ele opera uma fresadora que produz brocas de aço inoxidável para fabricantes de gelo. "Em abril passado, de repente me dei conta de que vou fazer 60 anos e isso me assustou", relatou Marlin. "Tive alguns problemas de saúde, então pensei que era melhor fazer algo a respeito."

A Lou-Rich havia feito uma pista de 400 metros de extensão na fábrica, e Marlin imaginou que caminhar era algo que poderia fazer facilmente. Como bônus, ele começou a conhecer outras pessoas. "Elas estavam circulando em todas as direções", relatou. "Caminhar também me deu chance de ver mais coisas que aconteciam na fábrica." No final do ano, ele havia emagrecido mais de 22,6 kg e sua dor nas costas sumira. "Fiquei muito orgulhoso", disse ele.

O doutor Eric Hochman e sua mulher, Kim, dirigem a Gulfshore Concierge Medicine em Naples, Flórida, e adotaram as ideias do Projeto *Blue Zones* em seu trabalho. O doutor Hochman, que atua com medicina interna, pediatria e reumatologia, começou a oferecer aulas grátis de exercícios e ioga à sua equipe e a seus pacientes dentro de um programa amplo de bem-estar. Eles até experimentaram fazer reuniões de trabalho ao ar livre. "Analisamos uma *checklist* de dez páginas de recomendações do Projeto *Blue Zones* e notamos que já fazíamos muitas coisas citadas", disse Kim. Isso incluía a proibição de fumar no local de trabalho e oferecer lanches saudáveis como água e barras de granola e de figo. Mas eles queriam fazer mais, então Eric começou a escrever sobre o *Blue Zones* no jornal local. "Os dados por trás do *Blue Zones* são tão consolidados que deveriam ser uma prioridade em consultórios médicos", ponderou ele.

Para o casal, tudo isso ia além do campo médico. "Trata-se também de ficar ligado à sua família, a seus amigos e ter mais interação social. Ter um relacionamento baseado na fé. Ter um propósito. Achar maneiras de se movimentar naturalmente. Há uma relação direta entre ser saudável sob todos os pontos de vista e ser feliz", explicou Kim.

"É como uma bola de neve", comparou Eric. Quanto mais saudável é a pessoa, mais ativa ela é. Quando consegue fazer coisas, você fica mais feliz. "Recentemente, tive um paciente que tomava quatro tipos de medicamentos", relatou ele. "Então, ele se tornou ativo e emagreceu bastante. Com isso, livrou-se do diabetes, sua pressão arterial voltou ao normal e seu colesterol baixou. Essa mudança no estilo de vida teve um efeito altamente positivo não só para sua saúde física, como para sua saúde emocional."

OTIMIZANDO SEU LOCAL DE TRABALHO

Caso você não atue em uma empresa aprovada pelo Projeto *Blue Zones*, que providências podem ser tomadas para aumentar sua felicidade no trabalho? Hoje em dia, há uma profusão de dicas de consultores, psicólogos e orientadores sobre como criar bem-estar no local de trabalho, desde práticas efetivas nas reuniões a aulas grátis de ioga. Mas quais ideias realmente funcionam para gerar mais felicidade no longo prazo? E o que você pode fazer por si mesmo?

Trabalhando demais?

Segundo um estudo recente, hoje em dia os norte-americanos estão passando mais horas no emprego do que trabalhadores em outros países avançados, mais especificamente, 25% a mais do que os europeus. Nós também estamos tirando menos dias de férias e nos aposentando mais tarde. A questão é: estamos nos tornando mais felizes com toda essa ânsia por trabalhar?

A resposta pode ser sim, diz Adam Okulicz-Kozaryn da Universidade Rutgers-Camden. Em um trabalho publicado no *Journal of Happiness Studies* ele relatou ter descoberto, com base em dados correlacionados sobre horas de trabalho e levantamentos sobre a satisfação com a vida, que, em geral, "à medida que a quantidade de horas de trabalho aumenta, os norte-americanos ficam mais felizes com a vida do que os europeus".

Como Okulicz-Kozaryn explica esse aparente paradoxo? Ele sugere que uma razão para nossa disposição para trabalhar mais pode ser o fato de que conseguimos manter uma porcentagem maior de nossos salários do que a maioria dos europeus, que tendem a pagar impostos mais altos. Para os norte-americanos, vale a pena trabalhar por mais horas. Outra razão pode ser que os sindicatos europeus têm mais êxito em assegurar benefícios para os trabalhadores, incluindo mais dias de férias, do que os sindicatos nos Estados Unidos. Um terceiro motivo pode ser que os norte-americanos simplesmente sejam mais obcecados por obter êxito financeiro e profissional do que os europeus, que dão mais valor a passar tempo com a família e ao lazer.

No entanto, pode haver razões mais obscuras. Talvez os norte-americanos estejam trabalhando mais por achar que seus empregos requerem isso ou que não têm escolha. Uma pesquisa recente da Gallup descobriu que mais da metade de todos os trabalhadores norte-americanos agora trabalha mais de 40 horas por semana, e que quase um a cada cinco está trabalhando mais de 60 horas. Portanto, não surpreende que os norte-americanos também digam que estão cada vez mais estressados para dar conta do trabalho e da família.

Indubitavelmente, a economia norte-americana prejudica a vida familiar. Atualmente, para se sustentar, a maioria das famílias precisa de duas fontes de renda, o que faz com que 70% das crianças norte-americanas vivam em lares nos quais todos os adultos trabalham. Em 1960, apenas 20% das mães norte-americanas trabalhavam fora de casa, mas atualmente essa porcentagem subiu para 59%. E para muitas trabalhadoras, sobretudo mães solteiras, as tensões só aumentaram por ter de se dividir entre o trabalho e as obrigações familiares. Cerca de um terço de todas as profissionais que são mães solteiras relata trabalhar, no mínimo, 50 horas por semana, ao passo que muitas mães solteiras de baixa renda têm de ter dois ou mais empregos.

Quando publicou seu trabalho na internet em 2011, Okulicz-Kozaryn recebeu muitos comentários. "Nós não somos malucos e também gostaríamos de ter mais lazer e férias", disseram diversos norte-americanos. Mas eles argumentaram que não tinham condições de se ausentar mais do trabalho porque precisavam pagar por atendimento à saúde, educação e todos os outros serviços que são subsidiados na Europa. Mais de um quarto de todos os norte-americanos simplesmente não tira férias. Okulicz-Kozaryn disse que do ponto de vista deles, "era melhor ficar sobrecarregado e infeliz do que trabalhar pouco e não ter dinheiro suficiente para suprir suas necessidades".

Uma maneira de mudar essa situação infeliz pode ser atualizar as leis trabalhistas norte-americanas de forma a ajudar mais os trabalhadores e suas famílias. Das 35 nações que integram a Organização para a Cooperação e Desenvolvimento Econômico (OCDE), os Estados Unidos são o único país sem leis que imponham a licença maternidade remunerada, dias de afastamento por doença pagos, restrições sobre horas extras obrigatórias e outras medidas que tornem os empregos mais justos e flexíveis, incluindo o acesso a creches de alta qualidade a preços acessíveis. No final, isso remete aos valores de nossa cultura e como eles são manifestados por nosso governo.

A chave desse enigma remonta ao equilíbrio entre prazer, propósito e orgulho. Trata-se de criar um ambiente de trabalho agradável no qual, além do pagamento, haja também o exercício das vocações, de maneira que os funcionários tenham orgulho de seu trabalho e de sua carreira.

Vamos começar pelo propósito: antes de assumir um cargo, você deveria refletir seriamente se ele permitirá usar seus dons e talentos de maneira significativa. O cargo irá desafiá-lo com a dose certa de dificuldade – não tão difícil que o leve a desistir nem tão fácil a ponto de entediá-lo – e fazê-lo imergir naquele estado intenso de envolvimento que o psicólogo Mihaly Csikszentmihalyi chama de "fluxo"?

Atletas descrevem essa sensação maravilhosa como estar "na zona ideal", mas um operário de fábrica também sente isso enquanto conserta uma peça de um equipamento complexo. Um cirurgião também tem a mesma sensação quando está absorto em uma operação difícil. Um executivo pode mergulhar nisso enquanto fecha um grande negócio. Os melhores empregos dão oportunidades regulares para esses fluxos harmônicos de corpo e mente, transformando o trabalho em motivo de anseio.

Quando sua meta é clara, a tarefa é desafiadora e você tem retorno imediato sobre seu desempenho, o tempo simplesmente desaparece. "Um dia típico é repleto de ansiedade e tédio", escreve Csikszentmihalyi em *Finding Flow*. "Sentir o fluxo dá centelhas de intensidade que se contrapõem à monotonia do ambiente."

Na Dinamarca, por exemplo, o ambiente econômico estimula as pessoas a escolherem empregos com mais chance de proporcionar fluxos. Com impostos abocanhando uma grande parte de seus salários e o desprezo pela ambição arraigado na cultura dinamarquesa, não há vantagem pessoal em ter salários mais altos ou cargos de prestígio. Isso pode explicar por que tantos dinamarqueses preferem ocupações criativas como design de mobiliário, arquitetura e alta tecnologia, em vez de outras que seriam mais rentáveis, mas lhes dariam menos satisfação.

Afinal, quando o trabalho é bem feito, ele pode parecer mais um esporte ou um jogo do que uma obrigação, diz Jane Dutton, professora de administração e psicologia na Universidade de Michigan. Ou seja, com o trabalho certo, você de fato tem prazer com o que está fazendo. Ela acrescenta que, mesmo que ainda não tenha achado o emprego ideal, é possível achar maneiras para que seu trabalho atual fique mais interessante, a exemplo da profissional de 0o76 que foi solicitada a planejar um evento e descobriu que gostava tanto disso que assumiu a maior parte das responsabilidades. Ou como o técnico que concordou em treinar novos funcionários em seu departamento e descobriu não só que tinha talento para isso, mas que também gostava dessa função. Esses são apenas dois exemplos do que Dutton denomina de "moldar o trabalho", que é a arte de customizar um emprego que se encaixe em seus interesses. O truque é identificar pelo menos uma coisa da qual você gosta entre seus encargos no trabalho e dar um jeito de fazê-la com mais frequência.

Um trabalho significativo deriva de sua convicção de que o que você faz é importante, de que seus talentos estão sendo bem aproveitados e de que seu desempenho faz uma diferença importante. Isso também depende do quanto você acredita na missão geral de seu empregador. Ela é claramente definida e vale a pena? Se você se esfalfa sob condições estressantes com mais frequência do que gostaria, pelo menos o resultado final deve compensar.

O senso de propósito tem muito peso, conforme Robert H. Frank, professor de economia em Cornell, demonstrou certo dia em uma aula. "Suponham que vocês estão analisando duas propostas de trabalho para ser redator publicitário", disse ele aos alunos. "Uma delas é para uma campanha da Sociedade Americana do Câncer para desestimular os adolescentes a fumarem, e a outra é para uma campanha de fabricantes de cigarros com a finalidade oposta. Se a remuneração e as condições de trabalho fossem idênticas, qual proposta vocês aceitariam?" Seus alunos estavam prontos para entrar no mercado de trabalho, então a pergunta não era totalmente abstrata. Quase 90% disseram que aceitariam o trabalho para a Sociedade Americana do Câncer, mostrando que a missão da entidade fazia uma grande diferença para eles. "Quando perguntei quanto os fabricantes de cigarro teriam de pagar a mais para que mudassem de opinião, eles disseram que em média mais de 80%", escreveu Frank no *New York Times*.

É por isso que Frank diz a seus alunos para batalharem pelo êxito, mas para não colocarem o dinheiro acima de outras metas ao escolher um emprego. Eu acrescentaria que, se sua maior meta é ser feliz na vida profissional, é preciso refletir também se aquele emprego lhe daria emoções positivas regularmente, um senso de satisfação com a vida e uma noção forte de propósito.

Quanto à terceira vertente da felicidade – o orgulho –, o que mais importa no trabalho é se você se sente realizado com o que faz. Suas responsabilidades e deveres são bem definidos? Você tem metas específicas? Você é estimulado a atingir a excelência? Seu supervisor lhe dá retorno oportunamente? Fica evidente quando você terminou uma incumbência? Você fica orgulhoso com o que realizou?

Ter um chefe ótimo é fundamental para alcançar esse tipo de felicidade. E o que os trabalhadores mais valorizam em supervisores é a sensação de que estes se importam com o desenvolvimento profissional da equipe e a estimulam a usar seus pontos fortes no trabalho. O quê mais caracteriza um ótimo chefe? Os critérios não mudaram muito desde que os descrevi em *Thrive*: você pode conversar com o chefe sobre seus desafios e problemas? Ele lhe diz quando você está fazendo um bom trabalho e, caso contrário, dá sugestões construtivas? Ele se encontra com você regularmente? Ele faz o possível para deixar que você atue da maneira mais conveniente? Ele ouve realmente suas ideias? Você é reconhecido por fazer um bom trabalho e ser produtivo e inovador? Você confia em seu chefe? Ele se importa com você como pessoa? Caso tenha a sorte de conviver com um chefe com tais características, você é muito mais propenso a se sentir feliz com seu trabalho.

Por sua vez, trabalhadores que lidam com um mau supervisor estão entre as pessoas mais infelizes no local de trabalho – a tal ponto que entre os funcionários que participaram recentemente de uma pesquisa da Gallup, metade relatou que já foi forçada a sair de um emprego para escapar de um chefe horrível antes que sua infelicidade também azedasse sua vida familiar.

ESQUEMA PARA FELICIDADE NO LOCAL DE TRABALHO

Considerando quanto tempo e energia gastamos nos empregos nos Estados Unidos, faz sentido que, para aumentar a felicidade em geral, seria uma boa ideia achar maneiras para aumentá-la no local de trabalho – o próximo círculo concêntrico em seu raio existencial. As comunidades no Projeto *Blue Zones* nos ensinaram muito, assim como os países considerados mais felizes mundialmente. Quando solicitamos a nosso painel internacional de especialistas que apresentasse maneiras de aumentar a felicidade no local de trabalho, suas respostas consensuais ecoaram grande parte do que já havíamos observado. Eles nos disseram o seguinte:

1. Tenha um melhor amigo no trabalho. Um dos maiores motivos para satisfação e produtividade no trabalho é ter um melhor amigo por lá. Alguns estudos sugerem que amigos trabalham melhor juntos do que meros conhecidos, seja tomando decisões em conjunto ou até em trabalhos domésticos. Ter um amigo por perto também pode tornar o trabalho mais interessante e divertido.

Lições: Desenvolva pelo menos um relacionamento significativo no trabalho, o qual transcenda o lado profissional e se torne uma verdadeira amizade. Caso tenha um colaborador eventual no trabalho, por exemplo, fomente a amizade saindo juntos após o expediente, convidando a pessoa para visitar sua casa e partilhando mais sua vida pessoal. Caso ainda não tenha alguém assim, tente indicar um amigo para uma vaga na empresa ou trabalhe em alguma onde algum amigo já está empregado.

2. Procure um emprego compatível com você. Conforme o autor Mihaly Csikszentmihalyi recomenda, "achar um emprego que aproveite seus talentos naturais e lhe dê retorno constante certamente traz felicidade", mas isso requer autoconhecimento. É fundamental estar ciente dos próprios talentos e do que lhe dá um senso maior de satisfação e realização para descobrir um emprego compatível – não só conveniente.

Lições: Não escolha uma carreira apenas por achar que será mais lucrativa. Se possível, siga seu coração em vez de ouvir a opinião alheia. (Isso significa aceitar o emprego que você quer, mesmo que não seja o que seus pais projetavam para você.) Se você se sente estagnado em seu cargo atual, tente algo novo para ver se gosta. Procure um emprego que alimente suas paixões, valores e talentos, em vez de simplesmente lhe dar um escritório grande ou um cargo importante. Dê alta prioridade a trabalhar com pessoas das quais você gosta. Considere o conceito de "bom trabalho" – um emprego que combine com sua identidade, permita que você busque a excelência e beneficie a sociedade. Para uma boa avaliação, faça o teste StrengthsFinder 2.0, uma ferramenta on-line desenvolvida pela Gallup que ajuda a identificar seus cinco talentos principais. Para mais informações, entre em *strengths.gallup.com*.

3. Reflita sobre seu horário de trabalho. Aqui está uma pergunta que requer autoconhecimento: você tem mais prazer fora do trabalho ou executando-o? Se maximizar sua diversão no cotidiano ou prazer fora do trabalho for mais importante para você, faça questão de dedicar no máximo 40 horas por semana ao trabalho. Mas, se como tantos outros norte-americanos, você sente mais satisfação com a vida trabalhando por mais horas, reflita sobre o motivo. Alguns pesquisadores postulam que os norte-americanos estão trabalhando mais porque acham que podem obter um aumento de salário ou uma promoção, ou ganhar mais dinheiro – não necessariamente porque gostam de fato do que fazem. Seja qual for o caso, você precisa de tempo para relaxar e usufruir outras coisas. A melhor abordagem é buscar um equilíbrio saudável e feliz.

Lições: Tire férias todo ano e, se possível, por até seis semanas para maximizar a felicidade. Se o trabalho realmente o satisfaz, vá em frente e queime sua energia até meia-noite, mas seja honesto consigo mesmo e não faça isso à custa de sua saúde ou felicidade. Permita-se relaxar à noite desligando o telefone e parando de ver *e-mails*, a fim de aproveitar ao máximo seu tempo de lazer.

4. Evite deslocamentos longos. Deslocar-se diariamente é a obrigação mais detestada pelas pessoas, e quanto mais tempo isso dura, pior para a felicidade. Aliás, pesquisadores estimam que somente um aumento de 40% no salário deixaria as pessoas obrigadas a deslocamentos longos (uma hora para ir e outra para voltar) tão satisfeitas com a vida quanto aquelas que vão a pé para o escritório.

Lições: Encontre um emprego em seu bairro ou que requeira um deslocamento fácil e rápido de no máximo 30 minutos, e você terá muito menos aborrecimentos. Para ter ainda mais felicidade, escolha um emprego ou uma casa que lhe permita ir a pé ou pedalando para o trabalho. Se depender de carro ou transporte público, reserve algum tempo durante o dia para caminhar e se exercitar, mesmo que não seja indo ou voltando do trabalho.

5. Estabeleça metas. Uma das descobertas do Projeto *Blue Zones* de Consenso de Felicidade foi que estabelecer metas é uma das medidas mais eficazes para alcançar a felicidade. Ter metas nos dá uma direção, uma expectativa positiva e motivação para alcançá-las. Isso tem a ver com as três vertentes da felicidade: você trabalha por um propósito, sente orgulho por isso e tem prazer ao realizar suas metas.

Lições: Estabeleça metas trimestrais e anuais tanto em seu local de trabalho quanto na vida pessoal. Escreva-as ou partilhe-as com alguém que o apoie e o ajude a mantê-las. Essa pessoa não precisa ser um colega de trabalho, e sim qualquer uma com a qual você possa contar para reforçar seu foco periodicamente. Monitore seu progresso e veja o que conseguiu ao final de cada etapa, e planeje também se encontrar com esse parceiro pelo menos duas ou três vezes por ano. Caso tenha recursos financeiros suficientes, contrate um *coach* – um profissional experiente para ajudá-lo a moldar suas escolhas e atingir suas metas na vida. A International Coach Federation (ICF) desenvolveu padrões rigorosos para professores e programas.

CAPÍTULO 9
PROJETANDO SEU CÍRCULO SOCIAL

Ao visitar uma casa na Costa Rica em uma tarde relaxante de domingo, provavelmente você achará a família reunida em um almoço demorado, com as crianças pequenas sentadas no colo de avós e talvez um tio tocando violão. "Qual é a fonte dessa alegria e deleite que os latino-americanos chamam de pura vida?", indagou Carol Graham da Brookings Institution, a qual cresceu na região. "Eu não sei, mas sinto isso quando estou lá. E toda vez questiono por que não moro por lá."

Entre em uma casa na Dinamarca durante o inverno longo e escuro e, provavelmente, você achará a família e amigos reunidos em volta de uma mesa com comida gostosa, e velas acesas em consoles de lareira para dar à sala a sensação de aconchego que os dinamarqueses chamam de *hygge*. Descrita como uma sensação reconfortante de união e bem-estar, *hygge* ajuda os dinamarqueses a desacelerarem e usufruírem o momento, apesar dos ventos gelados que açoitam as janelas.

Em Cingapura, grupos de famílias malaias partilham o chamado espírito de Kampong, que os mantém unidos.

"Antigamente, nós vivíamos em aldeias pesqueiras chamadas *kampongs*, onde todos se ajudavam em momentos de adversidade, desastre ou comemorações, como organizar um casamento", disse-me Ahmad Nizam Abbas em minha primeira visita à ilha. Ele afirmou que isso perdura até hoje. Se uma família malaia está passando por dificuldades, toda a comunidade malaia a ajuda.

Ter um círculo social forte e um sistema de apoio familiar é uma das características mais importantes das pessoas mais felizes do mundo. Quando a Gallup-Sharecare indagou se tinham relações de apoio e amor em suas vidas, 59% dos costa-riquenhos afirmaram que sim, ao passo que menos de 10% das pessoas de países africanos como Togo, Gana e Benin fizeram essa afirmação. Outra pesquisa mostra que pessoas felizes socializam mais. Em um estudo conhecido, Martin Seligman, da Universidade da Pensilvânia, e Ed Diener, das universidades da Virgínia e de Utah, descobriram que boas relações sociais – não exercícios, religião ou acontecimentos positivos – eram o indicador mais forte se um indivíduo faria parte do grupo "feliz" ou do grupo "comum". Outros estudos sugerem que a conexão atua nos dois sentidos: pessoas socialmente engajadas são as mais felizes, e pessoas felizes têm amizades mais consolidadas.

Seu círculo social representa a esfera seguinte em seu raio existencial, e vale a pena explorar esse tópico para ver o quanto ele influi em sua felicidade. Embora possa já estar ciente de que um círculo social forte tem grande impacto sobre seu bem-estar, talvez você não saiba o quanto seus amigos o influenciam de outras maneiras. Portanto, se sua meta é obter mais felicidade, é fundamental selecionar bem um círculo social composto de amigos saudáveis e felizes que se importam com você. Este capítulo mostra maneiras novas e úteis de fazer isso.

POR QUE UM MOAI?

Barbara Fredrickson leciona psicologia na Universidade da Carolina do Norte e dedicou boa parte de sua carreira estudando a felicidade. Quando perguntei o que a pessoa comum pode fazer de imediato para ter mais emoções positivas na vida, ela respondeu prontamente: priorizar mais as ligações sociais.

"Amigos realmente são uma boa fonte de veleidade e alegria", afirmou ela. "Mas é comum, especialmente nos Estados Unidos, deixarmos as amizades como pano de fundo para nossas carreiras, o exercício da parentalidade e outras coisas." Assim, se não prestarmos atenção, disse ela, podemos passar semanas ou meses sem encontrar pessoas cuja companhia apreciamos. Por isso, é importante dar prioridade aos amigos – abrir mais espaço para eles em nossas vidas –, o que pode requerer um certo grau de planejamento. "Como gosto muito de estar com os amigos e de cozinhar, posso convidá-los para um jantar", exemplificou Fredrickson. Embora isso dê bastante trabalho, acrescentou ela, sempre vale a pena.

Nós reconhecemos esse fato ao implantar a estratégia *Blue Zones* em diversas comunidades. Nós sabíamos que a solidão prejudica tanto o bem-estar quanto fumar 15 cigarros por dia e que, à medida que a pessoa envelhece, isso inclusive aumenta os riscos de pressão arterial alta, doenças cardiovasculares e demência. Nós também sabíamos que as pessoas ficam mais felizes nos dias em que socializam pelo menos por seis horas. Apesar disso, estudos do Departamento do Trabalho dos Estados Unidos mostram que os norte-americanos socializam em média apenas 41 minutos por dia. Portanto, precisávamos achar maneiras criativas de reinserir a vida social no cotidiano agitado dos norte-americanos. Importamos então o conceito do moai da ilha japonesa de Okinawa para combater o problema.

Conforme expliquei anteriormente, o moai tradicional de Okinawa era um pequeno grupo de amigos da vida inteira que se reunia regularmente para conversar, partilhar novidades, dar orientações e se ajudar em momentos difíceis. Usando o moai como modelo, ajudamos a formar grupos semelhantes em lugares como as cidades praianas no sul da Califórnia. As pessoas se encontravam uma vez por semana por cerca de meia hora para caminhar ou partilhar uma refeição saudável. Era comum os membros desses moais não se conhecerem anteriormente, mas criarem laços fortes e fazerem até confidências após poucos meses de encontros regulares.

Conforme pesquisas demonstram, algumas amizades sólidas têm impacto maior sobre a saúde e a felicidade do que muitas relações superficiais com conhecidos. No entanto, é importante se cercar do tipo certo de amigos, pois seus pensamentos e comportamentos podem ser contagiantes. Segundo uma análise estatística, qualquer pessoa é 15% mais propensa a ser feliz se um de seus amigos próximos também é feliz. Por sua vez, pessoas sempre negativas também podem transmitir isso facilmente como uma gripe.

Algumas descobertas surpreendentes nesse sentido se originaram da pesquisa feita por Nicholas A. Christakis, cientista social em Harvard, e James H. Fowler, cientista político na Universidade da Califórnia em San Diego. Em seu livro *O poder das conexões – connected*, eles salientam o quanto as pessoas são influenciadas de maneiras inesperadas por aqueles em seu entorno.

Eles descobriram, por exemplo, que sua felicidade pode depender da distância entre sua casa e alguém em seu círculo social. Quando um amigo que mora a 1,6 km de você fica feliz, há 25% mais chance de você também ficar feliz, ao passo que a felicidade de um amigo que mora mais longe não tem grande impacto. Segundo eles, isso sugere que "a disseminação da felicidade pode depender tanto das interações frequentes ao vivo quanto das ligações pessoais profundas".

No entanto, os maus hábitos dos amigos também podem ser contagiosos. Se alguém próximo a você se torna obeso, por exemplo, sua chance de se tornar obeso pode quase triplicar. O mesmo se aplica a amigos que fumam, bebem ou contam piadas racistas. Sem se dar conta, você pode reproduzir um comportamento deplorável e começar a aderir a teorias de conspiração.

Para entender melhor o funcionamento dos círculos sociais, Christakis e Fowler analisaram dados de um famoso estudo epidemiológico. Há quase sete décadas, pesquisadores vêm acompanhando residentes da cidadezinha de Framingham, Massachusetts, a oeste de Boston, como parte de uma investigação de longo prazo sobre doenças cardiovasculares. Atualmente, os filhos e netos dos 5.209 indivíduos originais ainda participam dos estudos de acompanhamento, os quais produziram descobertas importantes sobre as relações entre tabagismo, obesidade e outros fatores como doenças cardíacas.

Por acaso, Christakis e Fowler descobriram que pesquisadores do chamado Estudo Framingham haviam mantido registros dos indivíduos originais, assim como de seus amigos, parentes, vizinhos e colegas de trabalho. Isso lhes permitiu fazer mapas extensos dos círculos sociais – quem era amigo de quem – e de como as pessoas se influenciavam mutuamente. Eles concluíram que a felicidade "não é meramente ligada à experiência ou a escolhas individuais, mas também uma propriedade de grupos humanos. Mudanças na felicidade individual podem produzir ondulações nas ligações sociais e criar padrões em grande escala no círculo, dando origem a grupos de indivíduos felizes e infelizes".

Então, aprenda o seguinte: tente planejar sua vida de modo a passar mais tempo com as pessoas queridas que o tornam mais saudável e mais feliz, e menos tempo com pessoas que disseminam negatividade. Para começar, reflita sobre sua vida social atualmente. Seus amigos geralmente são animados ou vivem se queixando? Eles têm curiosidade sobre o mundo? Como recreação, eles ficam diante da TV ou fazem atividades ao ar livre? Eles ouvem com a mesma intensidade com que falam? Eles são engajados com o mundo e o estimulam nesse sentido? Eles são presos à rotina ou se interessam por novas atividades? Você se sente melhor ou pior quando está com eles? Essas são algumas perguntas que desenvolvemos em conjunto com a Faculdade de Saúde Pública da Universidade de Minnesota, para um questionário do Projeto *Blue Zones*. Dependendo de suas respostas, você entenderá melhor com quem deve passar mais tempo e quem deve evitar.

E também pode ter ideias sobre o tipo de amigo que você gostaria de ser. Você é expansivo? Você é um bom ouvinte? Você gosta de ter conversas profundas? Você é animado e dá apoio? Os amigos sempre o procuram quando estão tristes ou com problemas? Você alimenta fofocas ou defende seus amigos quando eles estão ausentes?

Acho que você descobrirá que, quando se trata de felicidade e amizade, a mágica é uma via de duas mãos. É mais fácil ser feliz quando você se cerca de pessoas felizes, assim como é mais fácil fazer amigos se você for feliz.

AMOR DURADOURO

Quando ouvi falar de Virginia e Jim Johnson de Oak Park Heights, Minnesota, fiquei interessado em conhecê-los. Em abril de 2015, o casal comemorou 70 anos de união, então imaginei que eles poderiam explicar o segredo para um casamento longo e feliz.

Oak Park Heights tem cerca de 5 mil habitantes e fica 40,2 km a leste de Minneapolis, onde eu moro. Virginia, cujo apelido é Jini, e Jim moram em um apartamento aconchegante em uma comunidade de aposentados. Quando eu cheguei, havia cookies caseiros, doces puxa-puxa e balas de alcaçuz à minha espera na mesa.

"Acreditamos que fomos feitos com o mesmo molde", disse-me Jim, quando pedi que explicasse seu casamento. "Nós dois morávamos a poucos quarteirões de uma ferrovia em cidadezinhas, e fomos criados por pais amorosos e trabalhadores, e avós que moravam na mesma casa." Em consequência, ele e Jini tinham os mesmos valores e expectativas, disse ele. "Os princípios básicos e noções de conforto são a base de um relacionamento – onde e como se quer viver, a importância ou não de ter filhos e uma religião, como se quer gastar o tempo e o dinheiro. Esses temas ditam os ritmos de vida, e as duas partes do casal precisam estar de acordo para o relacionamento durar."

Assim como muitos rapazes de sua geração, Jim foi mandado para longe em 1945 em razão da II Guerra Mundial – apenas três dias após se casar com Jini. Sua unidade foi uma das que resgataram sobreviventes nos campos de concentração de Dachau, na Alemanha. Ao retornar, ele fez doutorado em engenharia na Universidade Estadual de Ohio e iniciou uma carreira longa e bem-sucedida em cerâmica e energia nuclear, trabalhando por mais de duas décadas na 3M. Jini estudava na Universidade de Cincinnati e, após se formar, dedicou-se à criação dos seis filhos.

"Nós nos respeitamos profundamente", disse Jini. "Confiamos nos instintos e discernimento um do outro. Obviamente, tivemos discordâncias, mas jamais brigas sérias como tantos outros casais." E acrescentou que ambos vivem se abraçando e beijando. "Não houve um dia sequer nos últimos 72 anos em que não nos fitamos e dissemos sinceramente, 'eu amo você'", disse ela.

Com 89 e 94 anos respectivamente, Jini e Jim ainda são claramente apaixonados e orgulhosos de seu relacionamento, o qual irradia um senso profundo de felicidade. Porém, quando me levantei para ir embora, fiquei com a seguinte dúvida: foi seu casamento longo e bem-sucedido que os tornou felizes? Ou eles estão casados há tanto tempo porque sempre foram pessoas felizes?

Cuidado com que diz nas redes sociais

Talvez você não saiba, mas as mensagens que você posta no Facebook e no Twitter revelam muito sobre sua felicidade ou a falta dela. Pesquisadores que analisaram a linguagem postada nas redes sociais descobriram que elas podem indicar acuradamente seu nível e tipo de felicidade, com base nas palavras que você usa on-line.

Por exemplo, pessoas que usam palavras relacionadas a ser ativas ou sociáveis, como "bike", "fim de semana", "café", "feriado", "cerveja", "meta", "foto", "ideias", "fabuloso" e "delicioso" têm alta pontuação para emoções positivas – a vertente da felicidade representada pelo prazer. Tais pessoas adoram ficar ao ar livre, se divertir e sair com os amigos.

Da mesma forma, pessoas que usam palavras associadas à vida corporativa, como "cliente", "evento", "conferência", "apresentação", "reunião" e "viagem" têm alta pontuação para satisfação com a vida – a vertente da felicidade representada pelo orgulho. Provavelmente, tais pessoas são engajadas no trabalho e o acham recompensador.

Pessoas que usam palavras ligadas à fé espiritual, como "Deus", "vida", "Jesus", "família", "sabedoria", "abençoado", "forte", "graça" e "amor" têm alta pontuação para sentido na vida – a vertente da felicidade representada pelo propósito. Em suas vidas, os pensamentos e atividades têm fundamentalmente a ver com religião, crenças ou questões de princípios.

Em compensação, pessoas cujas postagens nas redes sociais incluem imprecações ou palavras que expressam raiva, tédio e outros sentimentos negativos, como "enjoado", "detesto", "coisa mais chata", "eca" e "entediado" têm baixa pontuação para todas as vertentes de felicidade.

Esses resultados podem não ser surpreendentes – afinal, é de se esperar que pessoas felizes usem palavras referentes ao quê as fazem felizes –, mas o método usado para extraí-los é revolucionário. Em vez de telefonar para centenas de pessoas e bombardeá-las com uma lista de perguntas, o que seria caro e demorado, agora os pesquisadores podem se debruçar sobre milhões de mensagens postadas *on-line* diariamente e analisá-las com algoritmos treinados para identificar palavras ligadas à felicidade ou a outros aspectos do bem-estar, como saúde ou doença. Em um estudo usando dados do Twitter, pesquisadores provaram que podiam prever mortes causadas por doenças cardíacas em todos os condados nos Estados Unidos mais acuradamente do que se usassem estatísticas sobre fatores de risco como obesidade, diabetes, tabagismo e hipertensão.

Segundo cientistas, tal ferramenta é de valor inestimável para formuladores de políticas, pois lhes permite mensurar a efetividade de propostas em tempo real.

"Imagine que você é um governador e quer testar uma determinada política em um condado antes de implantá-la em todo o Estado", disse Johannes Eichstaedt da Universidade da Pensilvânia, que foi coautor do estudo sobre doenças cardíacas. "Com esse método, você pode rastrear 10 mil pessoas – 5 mil que foram submetidas à tal política e 5 mil que não – e ver se ela faz uma diferença em seu bem-estar."

Para Eichstaedt, essa ferramenta também poderia servir como um sistema de alerta antecipado. Pesquisadores já vasculharam as redes sociais para rastrear a doença de Lyme, gripe suína, depressão e outras doenças comuns. E ela também pode ajudá-lo a observar seu círculo social e descobrir o quanto ele é realmente feliz.

Obviamente, esse é o velho enigma de quem veio antes, o ovo ou a galinha, o qual surge com frequência quando se investiga a dinâmica de casamentos duradouros, Carol Graham me confirmou. Graham é pesquisadora sênior na Brookings Institution e autora de *The Pursuit of Happiness: An Economy of Well-Being*. Ela explicou que os dados sobre a direção da causalidade no casamento – se a felicidade causa longevidade conjugal ou vice-versa – ainda não são claros.

"Ao comparar pessoas casadas com as solteiras ou com pessoas com amigos e as sem amigos, as casadas e as que têm amigos apresentam níveis mais altos de satisfação com a vida", disse ela. Um estudo realizado em 2004 de fato mostrou que 42% dos casais se descrevem como "muito felizes", comparados com 17% de divorciados e 23% de pessoas que nunca se casaram.

Mas isso significa que o casamento ou a amizade torna a pessoa mais feliz? Provavelmente, disse ela, mas isso não está inteiramente comprovado.

"É sabido que as pessoas mais felizes são mais propensas a se casar entre si", afirmou ela. "E isso também vale para as amizades, pois as pessoas mais felizes são mais propensas a buscar e a fazer amizades." Assim como que a alta no bem-estar sentida ao se casar tende a se desvanecer após cerca de 18 meses. Portanto, disse ela, os dados talvez apontem que a vantagem dos casados sobre os solteiros em termos do nível de felicidade pode ter origem, em parte, ao fato de que eles já eram mais felizes.

Seja qual for o tipo, o casamento claramente torna muitas pessoas felizes. No entanto, um mau cônjuge faz os níveis de felicidade despencarem, ao passo que casar-se com a pessoa certa, conforme demonstram Jini e Jim, pode resultar em uma vida longa com bem-estar.

ESQUEMA DO CÍRCULO SOCIAL PARA A FELICIDADE

O círculo social mais íntimo – os amigos com quem você passa mais tempo, seu parceiro e os membros da família que moram com você – tem um papel fundamental para sua felicidade. Segundo certas evidências, esse é o círculo mais importante de seu raio existencial para determinar o quanto sua vida será feliz. Família não se escolhe, mas você pode influenciar esses relacionamentos mediante a devida atenção e cuidado. Por outro lado, você pode escolher seu parceiro e seus amigos. Faça isso com cuidado, selecionando bem seu círculo social para otimizar sua felicidade. Aqui estão algumas dicas nesse sentido, as quais derivam de nossas visitas aos lugares mais felizes no mundo, de nossas experiências em comunidades no Projeto *Blue Zones*, e de especialistas em felicidade que consultamos.

1. Priorize os amigos e a família. Evidências e a experiência comprovam que o círculo social e seu nível de engajamento com ele contribuem muito para sua felicidade e bem-estar duradouros. Até os introvertidos tendem a ficar mais felizes quando acompanhados do que quando estão sozinhos. Faça um esforço para se manter em contato e passar tempo com as pessoas mais queridas e cuja companhia lhe faz bem.

Lições: Arranje tempo para socializar por seis a sete horas por dia. Além das rotinas de trabalho e da vida familiar, planeje atividades que reforcem as interações com os amigos e a família, como dançar, cantar, praticar esportes ou se divertir com jogos. Evite passatempos passivos como ver TV.

2. Conviva com pessoas felizes. Numerosas pesquisas sobre felicidade concluem que a felicidade é contagiante. Os círculos sociais têm enorme influência sobre nós, e ter pessoas positivas e otimistas ao redor é a melhor maneira para ficar feliz. Isso é comprovado: quando nos cercamos de pessoas felizes, começamos a imitar subconscientemente seus movimentos corporais e expressões faciais, o que também nos torna mais felizes.

Lições: Selecione bem seu grupo de amigos. Limite o tempo que você passa com pessoas que apresentam constantemente atitudes negativas, e ponha seus amigos mais felizes, divertidos e confiáveis no topo de sua lista de contatos. Você precisa de pelo menos três amigos que geralmente sejam felizes e prestativos, com quem você possa ter conversas profundas e para os quais possa ligar nos momentos difíceis, assim como eles recorreriam à sua ajuda. Caso esteja buscando mais amigos com esses atributos positivos, tente ampliar seu círculo por meio de clubes, times ou até de redes sociais que possam ajudá-lo a conhecer pessoas.

3. Crie um moai. Um moai é um círculo de amigos que se compromete a dar apoio mútuo em longo prazo. Nosso Projeto *Blue Zones* em comunidades implantou uma versão norte-americana desse costume de Okinawa, formando grupos de cinco a sete pessoas que partilham valores e interesses e se encontram regularmente simplesmente pelo prazer de estar juntos. Nós tentamos misturar velhos amigos com novos conhecidos, e pedimos que eles se encontrassem pelo menos por dez semanas para caminharem juntos ou se reunirem em jantares em que cada um levava um prato saudável à base de vegetais. Se alguns membros desistissem após dez semanas, as pessoas restantes poderiam sugerir substituições, mantendo o grupo com no máximo sete integrantes. Os membros do moai concordam em atuar como conselheiros uns dos outros e a manter a confidencialidade. Durante cada reunião – seja para caminhar ou em uma refeição –, cada membro tem a chance de pedir ao restante do grupo que o ajude a resolver um problema no trabalho, com os filhos ou com o cônjuge.

Lições: Em princípio, reflita sobre seu panorama social; talvez você já tenha as sementes de um moai em um clube do livro, nas aulas de ginástica ou em um grupo que se reúne ocasionalmente para almoçar. Nesse caso, comece por aí e apresente o conceito formal de um moai. Ou, se você for novo na área, tente um *site* de relacionamentos como o *meetup.com* para achar pessoas que partilhem seus interesses.

4. Seja membro de um clube. Pesquisas sugerem que as pessoas têm mais êxito e felicidade quando deixam seus talentos especiais ou interesses – o senso de propósito – guiarem a seleção de um círculo social. Segundo um estudo, entrar em um grupo que se encontra até uma vez por mês produz o mesmo ganho de felicidade que ter a renda dobrada.

Lições: Identifique seus interesses ou talentos e ache uma organização que os fomente. Pode ser uma entidade voluntária, um grupo missionário da igreja ou um curso de autoaprimoramento. A ideia é se comprometer com uma esfera de pessoas com interesses comuns que se encontre constantemente. Ser membro de um grupo desses o impele a comparecer regularmente em virtude das regras organizacionais, mas sem pressão dos pares, ou – idealmente – pelo prazer derivado desses elos.

5. Otimize sua vida amorosa. Evidências e a experiência sugerem que a pessoa mais propensa a moldar seu senso de bem-estar é aquela que você escolhe como parceiro. Quem considera a busca como uma experiência guiada por princípios que enfatizam o bem-estar duradouro, acaba fazendo a melhor seleção. Testar uma parceria morando junto pode não ser a melhor ideia. Um estudo que analisou um elevado número de casamentos bem-sucedidos e fracassados descobriu que viver com um potencial marido ou esposa tende a gerar um casamento mais curto e de pior qualidade.

Lições: Beije muito sapos. Namore diversas pessoas antes de escolher um companheiro. Procure pessoas que se alinhem com seus valores e interesses, e não se prenda demais às aparências: embora aquele rapaz musculoso e aquela garota de rosto bonito possam ser a princípio atraentes, senso de humor e compaixão são mais importantes para um relacionamento duradouro. Evite a coabitação.

6. Invista em um bom casamento. Pesquisas mostram que pessoas casadas tendem a ser mais felizes do que as solteiras ou divorciadas. Mas, obviamente, isso depende totalmente do cônjuge escolhido: os melhores casamentos unem duas pessoas que partilham muitos interesses, mas que mantêm sua independência, falam abertamente e ouvem atentamente.

Lições: Case-se com alguém que partilhe seus interesses e atitudes. Se você gosta de dança folclórica, de correr maratonas ou de fazer trabalhos voluntários na igreja, prefira alguém que também goste dessas coisas. A convivência em longo prazo será mais harmoniosa com um par com o mesmo nível de humor, extroversão e conscientização. Busque também um parceiro que ganhe tanto dinheiro quanto você ou que pelo menos seja inclinado a partilhar o quê tem. Faça ainda um treinamento para o casamento. Aprender cedo no relacionamento a lidar com conflitos e a ouvir atentamente (por exemplo, "se eu entendi bem, você disse que...") é a base de um casamento bem-sucedido.

7. Seja realista sobre a parentalidade. Ao contrário da sabedoria convencional, ter filhos não traz automaticamente mais felicidade. Além de muitas recompensas, a parentalidade também gera estresse adicional em razão das questões financeiras, de relacionamento e responsabilidades. A boa notícia para os pais é que a felicidade parece retomar o impulso quando os filhos fazem 18 anos.

Lições: Não suponha que você e seu parceiro ficarão mais felizes por ter filhos. É preciso refletir muito antes de tomar essa decisão, da mesma forma que vocês conversariam muito sobre mudar de cidade ou de emprego. Reconheçam como o estresse está afetando sua felicidade. Achem maneiras de enriquecer suas vidas como pais do mesmo jeito que fazem com seus amigos adultos: façam atividades juntos, escutem atentamente e deem o melhor de si para criar um ambiente de bem-estar para seus filhos. Embora possam gerar mais estresse no cotidiano, as crianças também contribuem para as três vertentes da felicidade em sua vida: prazer, propósito e orgulho.

CAPÍTULO 10

PROJETANDO SUA CASA

~~~

Conforme nos mostram os residentes dos lugares mais felizes do mundo, o lugar onde moramos – seja uma casa, um apartamento ou um condomínio – não precisa ser enorme ou caro para fomentar nosso bem-estar. Uma das pessoas mais alegres que já conheci morava em um barraco coberto de zinco na área rural da Costa Rica, onde ela criou os quatro filhos e comemorou seus 100 anos. Para ter felicidade, você só precisa de uma moradia propícia às três vertentes da felicidade – prazer, propósito e orgulho. Aliás, nossas residências podem ser obstáculos na busca por bem-estar se estiverem abarrotadas de coisas e com um excesso de distrações, assim gerando hábitos que conduzem ao isolamento.

Se acredita que ir para uma casa maior em um bairro chique o fará feliz, provavelmente você ficará decepcionado, disse Elizabeth Dunn, diretora do Happy Lab na Universidade da Colúmbia Britânica. "Maior não é necessariamente melhor quando se trata de moradia e felicidade", afirmou ela em uma entrevista para uma emissora de rádio. "O que realmente importa é morar em um lugar onde você encontre bastante seus vizinhos e tenha relações sociais cordiais." Casas em ruas arborizadas onde as pessoas caminham até cafeterias, por exemplo, são mais propícias a contatos cordiais com os vizinhos do que casas isoladas das quais você sai direto de carro para o trabalho enfrentando um trânsito pesado.

Comprar uma casa cara também não é garantia de felicidade. "As pessoas têm uma forte tendência a querer mais", comentou Dunn. "É fácil olhar o que os outros têm e pensar, '*ah, eu preciso ter um pouco mais*'". No entanto, estudos mostram que o preço de um imóvel não necessariamente tem relação com o nível de bem-estar de quem mora nele.

Muitos norte-americanos acreditam que ter casa própria deveria ser uma meta universal, mas na realidade nem sempre essa é a chave da felicidade. "Ter casa própria é um sonho para muita gente", admitiu Dunn. "Mas algumas pesquisas mostram que, em média, proprietários de imóveis não são mais felizes do que inquilinos." Um estudo da Wharton School da Universidade da Pensilvânia descobriu que quem mora em casa própria dedica menos tempo do que os inquilinos a atividades de lazer. Além disso, levantamentos mostraram que os primeiros pesam em média 5,4 kg a mais do que inquilinos. Por quê? Simplesmente porque quem mora no imóvel próprio tem de se preocupar com consertos e tarefas de manutenção, o que reduz o tempo para ocupações mais agradáveis ou atividades físicas fora de casa. Portanto, apesar da crença de tantas pessoas, disse Dunn, "quem mora em casa própria não têm a chave da felicidade duradoura".

Mas independentemente de você morar em imóvel próprio ou alugado, seja ele uma mansão ou uma quitinete, sua residência é o próximo círculo importante no interior de seu raio existencial onde você e sua família podem se planejar para ter mais felicidade. Reflita bem antes de responder à seguinte pergunta: como projetar sua moradia para melhorar seu bem-estar?

UMA CASA MODELO

O melhor exemplo de moradia que achei foi uma casa nos arredores da cidade dinamarquesa de Aarhus, onde passei uma noite há alguns anos. Ela me impressionou por ser perfeitamente projetada para oferecer conforto, convivência e bem-estar diários, um ambiente que fomenta naturalmente a intimidade e os elos familiares.

Ali morava a família Kristiansen: o casal Erik e Susan, suas filhas adolescentes, Esther e Hannah, e Peter, o filho de 13 anos. Erik me convidou para jantar e, quando cheguei naquela noite, Susan e os filhos estavam na pequena cozinha preparando vários pratos. Hannah parecia estar no comando, orientando a mãe para marinar o salmão e supervisionando os irmãos que descascavam batatas. Imaginei que era a vez dela de agir como chefona, pois vi um cronograma da cozinha em um quadro-negro na parede. A cozinha era apertada para os quatro membros da família, o que os obrigava a negociar por espaço.

O restante da casa também era compacto. O ambiente principal era uma sala com uma mesa longa no meio. Sobre a mesa havia um laptop, um livro de contabilidade, agulhas de tricô e um suéter de lá em andamento. Livros escolares ocupavam o centro da mesa, assim como cadernos, canetas e lápis. As prateleiras do chão ao teto em ambos os lados da sala continham livros, álbuns de música e um clarinete. Não havia televisão à vista.

Nós jantamos na cozinha em uma mesa pequena à luz de velas. Mais velas tremeluziam na bancada criando *hygge* – o senso de aconchego que dá fama aos dinamarqueses. Enquanto conversávamos sobre Aarhus e sua reputação de lugar feliz, os adolescentes pareciam muito interessados e davam livremente suas opiniões. Nenhum deles estava conferindo seus *smartphones*.

Cavando a felicidade

Em todos os continentes, jardins e hortas estão presentes em lugares que inspiram felicidade. Em uma casa nos arredores de Copenhague, o polo da atividade social era o jardim, onde havia mesas rústicas de piquenique nas quais eram servidas refeições nos meses mais quentes, e tochas iluminavam as reuniões até tarde da noite. Em uma aldeia montanhosa em Okinawa, a horta era um verdadeiro dispensário, produzindo suplementos saudáveis em forma de batatas-doces, soja, açafrão-da-índia e outros vegetais plantados em fileiras ordenadas a poucos passos da porta.

Os jardins e hortas têm benefícios estéticos, físicos e mentais, e trazem mais beleza a qualquer casa. Cuidar de um jardim, de uma horta, de uma planta no pátio ou de um vaso de flores faz a pessoa ficar ao ar livre e se reconectar com a natureza. Além da dose saudável de vitamina D obtida com a luz solar e do exercício ao cavar com a enxada, plantar e semear, pesquisas mostram que essa ocupação reduz o cortisol, diminui o estresse e acalma os nervos. Aliás, alguns médicos, psicólogos e cientistas apontam que criar e cuidar de uma horta pode ser uma forma de terapia, a qual denominam terapia da horticultura. Isso estimula a reflexão, a atividade física e a conscientização sobre o ambiente externo.

Pesquisadores da Nasa também investigam a importância de trabalhar com plantas no ambiente inóspito do espaço sideral. Ficou comprovado que plantar sementes em pequenos vasos gerava benefícios para a saúde mental dos astronautas, pois essa experiência visual e táctil – estimulação sensorial positiva – compensava efetivamente as sensações de monotonia e isolamento. As primeiras flores que desabrocharam no espaço eram zínias, anunciou com empolgação o comandante Scott Kelly na Estação Espacial Internacional, em janeiro de 2016.

> Cuidar de plantas e trabalhar no solo são maneiras de focar em algo externo, o que dá um senso duradouro de responsabilidade e propósito. Não é preciso sequer um quintal para captar a alegria de estar em meio à vegetação fresca. Algumas plantas penduradas na entrada de sua casa ou ervas nos parapeitos das janelas representam algo para você cuidar e ver crescer. Mas se tiver terreno suficiente, cultive frutas e legumes para seu consumo. Envolva toda a família ou o bairro no plantio, rega, fertilização e colheita, pois a interação social também aumenta o bem-estar.

Após o jantar, toda a família continuou conversando no quintal, sentada ao redor de uma fogueira enquanto o céu de verão escurecia. "Essa é a hora em que minha família geralmente conversa sobre como foi o dia", disse Erik. Isso parecia uma fase perfeitamente normal da noite, mas pensei como momentos assim são raríssimos para a maioria dos norte-americanos, que vive atarefada e cercada de distrações sem trégua.

Os Kristiansens acertaram em muitas coisas relativas ao planejamento de sua moradia e ao partilhamento da vida em família. E aquela sala usada para várias finalidades me surpreendeu como um exemplo perfeito do que o psicólogo Mihaly Csikszentmihalyi denomina "espaço de fluxo" – um lugar no qual as pessoas ficam tão imersas no que estão fazendo, seja ler um livro, jogar um jogo ou tocar um instrumento musical, que o tempo parece se desvanecer. Por que as outras famílias não criam um espaço semelhante?

CASAS ABARROTADAS

Para os norte-americanos pode ser mais difícil achar espaço para o fluxo e o tempo em família porque suas casas, geralmente, são abarrotadas de coisas. Talvez sejamos a sociedade mais acumuladora da história e, segundo um estudo, os norte-americanos gastam US$ 1,2 trilhão por ano com coisas supérfluas. O surgimento de atacadistas, supermercados gigantescos e entrega em domicílio facilitou mais do que nunca adquirir produtos rapidamente e sem muito discernimento. "Há muitos rituais e mecanismos para abarrotar nossas casas", disse Anthony P. Graesch do Connecticut College a um entrevistador. "Mas realmente nos faltam maneiras regulares ou institucionalizadas para se livrar de tanto entulho."

Antropólogo, Graesch foi coautor de *Life at Home in the Twenty-First Century: 32 Families Open Their Doors*, que documentou visualmente os diversos tipos de equipamentos, brinquedos, ferramentas e outras posses que as famílias acumulam em porões, garagens, quartos e unidades de armazenamento. Seus coautores na UCLA relataram a ligação entre esse acúmulo e níveis altos de cortisol, um hormônio do estresse, em mulheres. (Homens não se estressam tanto com uma casa bagunçada, o que também irrita as mulheres deixando-as ainda mais estressadas.) Suas descobertas demonstram que acúmulo e bagunça são obstáculos para mais felicidade.

Graesch ficou tão chocado com os resultados desse estudo que tomou medidas para mudar sua casa. Ele contou, por exemplo, que convenceu seu filho de quatro anos a selecionar dez brinquedos e a doá-los para um bazar. Após o menino fazer isso, Graesch permitiu que ele escolhesse um brinquedo novo no bazar e o levasse para casa. Isso foi um começo, disse ele, mas essa luta com o restante do acúmulo em casa não tem fim. E a experiência de Graesch parece ser o padrão nacional; em 2015, as crianças nos Estados Unidos perfaziam 3,1% da população infantil mundial, mas as famílias norte-americanas compraram mais de 40% dos brinquedos vendidos globalmente. No entanto, é possível estancar a tendência ao "excesso" por aqui, à medida que os pais se tornem consumidores mais conscientes e ensinem isso a seus filhos.

DE VOLTA AO BÁSICO

"Eu parti do grande para o pequeno", disse Graham Hill, *designer* e ambientalista canadense que defende um estilo de vida minimalista em seu site LifeEdited. "E percebi que uma vida bem mais despojada me faz economizar muito dinheiro, me dá mais liberdade e flexibilidade e menos preocupações."

É do conhecimento geral que os norte-americanos aumentaram o tamanho de tudo nos últimos 50 anos. "Nos anos 1950, o tamanho padrão de uma garrafa de Coca-Cola era 236 mililitros", exemplificou Hill. "Agora é 591 mililitros... Essa é uma representação icônica do que aconteceu em quase todas as áreas", observou ele para a plateia de um festival em Whistler na Colúmbia Britânica. De fato, em 1973 uma casa padrão nos Estados Unidos media 154 m²; em 2015, passou a medir 249 m² – um aumento de 62%. (Em comparação, uma casa padrão no Reino Unido em 2013 media apenas 96 m².) Acompanhando essa expansão, as pessoas se endividam para comprar e abarrotar o espaço com montanhas de trastes – a tendência que Graesch e outros estão combatendo.

Mas ainda resta esperança. O primeiro passo para retomar o controle sobre o acúmulo é voltar ao básico. Segundo Hill, "vidas mais simples são mais felizes". Ele teve essa epifania no final dos anos 1990, quando se viu acabrunhado por seu excesso de coisas materiais. Com uma entrada inesperada de dinheiro em razão da venda de uma start-up da internet, ele teve um grave surto consumista. Mas a novidade de sua casa gigantesca e dos produtos e dispositivos eletrônicos que a ocupavam rapidamente se esgotou. Foram precisos vários anos para Hill se livrar do excesso, mas por fim, ele disse ter conseguido "uma vida melhor e mais interessante com menos".

Obviamente, o primeiro passo é se livrar de tudo o que é supérfluo – ou como diz Hill, "desobstruir as artérias de nossas vidas". Aquela camisa velha que você não usa há anos? Adeus. Aquela maleta caindo aos pedaços e juntando pó no canto? Adeus. Digitalize seus arquivos de papelada, livros, filmes e fotos antigas, e se livre deles. Doe todos os utensílios de cozinha que você nunca usa. E não traga coisas novas para sua casa, a menos que você as adore.

O próximo passo é pensar pequeno. Os objetos em sua vida devem ser eficientes e versáteis. No apartamento de 39 m² de demonstração do LifeEdited em Nova York – um exemplo radical de funcionalidade –, a cama em estilo Murphy é dobrável e se encaixa na parede, abrindo espaço para o sofá abaixo; as cadeiras podem ser empilhadas e a mesa se expande para comportar dez pessoas em um jantar.

Hill defende editar nosso espaço e reduzir nossos pertences para se concentrar no que de fato interessa. Em uma era de abundância, a felicidade reside em ter o suficiente, diz Hill. Nem demasiado nem tão pouco. "Trata-se de eliminar o irrelevante para focar no que é bom" – um bom mantra também para outros aspectos da vida.

ESQUEMA DOMÉSTICO PARA A FELICIDADE

Como planejar sua casa para favorecer a felicidade? Como incitar sua família para se unir mais, saborear os bons momentos e desfrutar a natureza? Não é preciso ser proprietário de sua casa para que ela traga felicidade, e ela não precisa ser grande nem opulenta. É isso que comprovam as pesquisas e todas as viagens que fiz. Vi famílias e indivíduos em nossas comunidades *Blue Zones* efetuarem mudanças em suas casas ou apartamentos, e observei aquelas que funcionam melhor. Baseadas em todos esses fatores e nas opiniões consensuais de nossos especialistas, aqui estão algumas ideias para projetar sua casa para a felicidade.

1. Desobstrua. Assim como a beleza melhora nosso estado de espírito, a desordem o abala. Pesquisas mostram que uma casa abarrotada e desarrumada tem um efeito negativo sobre nosso humor e autoestima. Quanto mais pilhas de coisas desorganizadas ao seu redor, mais você sente estresse.

Lições: Uma vez por ano faça uma inspeção geral em casa e se desfaça dos itens desnecessários em armários, gavetas e prateleiras. Marie Kondo, autora de *A mágica da arrumação – a arte japonesa de botar ordem na sua casa e na sua vida*, recomenda organizar a casa por categorias, não por ambientes – reunir todos os livros, por exemplo, para que não fiquem empilhados em locais diferentes. Durante a inspeção geral, segure cada objeto e reflita se ele lhe dá alegria. Se não der, livre-se dele. Nós nos apegamos a tantas coisas por nostalgia ou por achar que aquela moda voltará ou que aquilo terá utilidade no futuro, mas a maioria desses itens deve passar por uma triagem. Segundo Kondo, o resultado final fará você respeitar e valorizar os pertences que restam, os quais devem ser postos em lugares visíveis e acessíveis.

2. Insira a natureza. O tempo passado na natureza comprovadamente tem efeitos positivos para o humor, mas também é possível obtê-los em casa cultivando plantas ou distribuindo flores frescas nos ambientes. Um estudo comparando hábitos cotidianos em ambientes com e sem plantas descobriu que plantas dentro de casa aumentam a produtividade, diminuem a pressão arterial e melhoram o bem-estar.

Lições: Encha alguns vasos com terra fértil, escolha algumas plantas que demandam pouca manutenção e espalhe-as pela casa. Tente folhagens como jiboia ou clorofito que são fáceis de manter. Se acha que não leva jeito com plantas, vá a um viveiro ou floricultura e peça sugestões sobre a planta mais fácil de cultivar em casa. Embora alguns tipos de plantas cresçam com luz artificial, a luz solar é melhor e também faz bem para você. Portanto, abra as cortinas e deixe o sol entrar.

3. Aproveite ao máximo a luz natural. Diversos estudos mostram que a luz natural melhora nosso estado de espírito, especialmente em dias ensolarados e pela manhã. Alguns médicos até recomendam lâmpadas de espectro total para combater o transtorno afetivo sazonal – a tendência de ter depressão no inverno, quando há menos luz diurna.

Lições: Instale janelões e claraboias pela casa, sobretudo onde há mais incidência solar. Compre lâmpadas de espectro total ou boas luminárias para os espaços mais utilizados em sua casa.

4. Crie um ambiente para o fluxo. O fluxo harmônico de corpo e mente não é apenas para o local de trabalho nem requer planos muito elaborados ou compromissos. Atividades em casa também propiciam esse estado ideal de consciência, a exemplo de desenhar, tocar um instrumento, ler ou contar uma história para sua família.

Lições: Escolha um cômodo da casa como o ambiente para fluxo partilhado por toda a família. Pode ser a sala de estar, um solário ou outro espaço aberto que deve ser decorado de maneira aconchegante, convidativa e esteticamente atraente para que todos gostem de ficar por ali. Tire todas as telas (televisão, *laptops*, *tablets*, *smartphones*) e relógios. Ponha uma mesa que comporte a família inteira e/ou cadeiras confortáveis para ler ou tocar instrumentos musicais. Coloque também prateleiras para os livros, jogos favoritos e outras coisas necessárias para seus passatempos. Instale um bom sistema de som.

5. Insira música em sua vida. A música tem o poder de mudar nosso estado de espírito: música instrumental suave ajuda a relaxar, música animada ajuda a enfrentar a manhã e Mozart torna tudo mais leve. Pesquisas mostram que música "altamente emotiva" aciona o sistema de recompensa no cérebro e libera dopamina, o neurotransmissor ligado ao prazer.

Lições: Invista em um bom sistema de som com alto-falantes sem fio e mantenha a música tocando ao fundo, caso isso não o distraia.

6. Limite as telas. Hoje em dia, as residências norte-americanas têm em média sete telas, incluindo *smartphones*, *tablets*, computadores e televisões. Assistimos em média mais de cinco horas de TV diariamente. Ao fazer um levantamento com mais de 75 mil pessoas usando o Teste *Blue Zones* da Verdadeira Vitalidade, descobrimos que as pessoas mais felizes veem TV menos de uma hora por dia, ao passo que as menos felizes relataram que veem oito horas de TV diariamente.

Lições: Faça o possível para tornar as telas de TV menos aparentes em sua casa. O ideal é ter apenas uma TV em casa e em um local fora de mão, a exemplo de um armário fora da cozinha que você possa fechar quando não está assistindo. Jamais fique vendo TV durante as refeições, pois isso leva a comer irrefletidamente e em excesso.

7. Crie um espaço para meditação. Está comprovado que a meditação regular faz bem para a saúde de várias maneiras, incluindo melhorar a concentração e aliviar o estresse. Um estudo da Universidade Johns Hopkins, em 2014, descobriu que a meditação alivia a ansiedade tanto quanto o uso de antidepressivos. Há mais informações sobre isso no capítulo sobre o eu interior (ver p. 173), mas adaptar sua casa para estimulá-lo a praticar meditação é um bom passo inicial na direção de benefícios duradouros para o bem-estar.

Lições: Ache um canto calmo para se retirar por alguns minutos todo dia e coloque uma almofada para se sentar. Decore esse cantinho com alguns ícones que o ajudem a relaxar, por exemplo, velas e estátuas religiosas como a de Buda, ou objetos de valor sentimental.

8. Fique mais na varanda frontal do que nos fundos. Pesquisas mostram que os norte-americanos mais felizes interagem socialmente seis horas a cada dia. Se ficar de frente para a rua quando estiver relaxando, em vez de ficar no quintal, você tem mais chance de ver os amigos e cumprimentar quem passa por ali.

Lições: Passe o máximo de tempo livre possível na varanda frontal ou em outro lugar propício para ver os vizinhos e dizer olá.

9. Adote um animal de estimação. Esta regra pode ter menos a ver com sua casa ou apartamento, e mais com o fato de introduzir um novo membro na família. Pesquisas mostram que quem tem animais de estimação tende a ser mais saudável e feliz do que o restante das pessoas. Como todo dono de cachorro sabe, ter um melhor amigo canino implica muitas caminhadas. Estudos de fato indicam que donos de cachorros fazem mais de cinco horas de exercício por semana. Além disso, animais de estimação, inclusive gatos, são ótimas companhias e comprovadamente reduzem o estresse, melhoram a autoestima e despertam seu amor, o que traz felicidade.

Lições: Caso ainda não tenha, adote um animal, de preferência um cachorro. Cachorros mais velhos e já adestrados são um bom ponto de partida. Visite a Sociedade de Proteção aos Animais de sua cidade ou um abrigo de animais para descobrir o *pet* ideal para você.

10. Monte um relicário do orgulho. Para engendrar um senso partilhado de orgulho – a terceira vertente importante da felicidade –, a família deve montar um "relicário do orgulho", onde fotos, objetos e outros itens façam referência a coisas que todos comunguem e das quais se sintam orgulhosos.

Lições: Ache um lugar em casa para homenagear a história e as realizações da família. Em minha casa, tenho uma mesa que expõe recordações e uma parede em um corredor com fotos da família. Toda vez que passo por esses locais, lembro-me de bons momentos com entes queridos e de razões para todos nós sentirmos orgulho.

11. Otimize seu quarto para dormir bem. Numerosos estudos mostram que uma boa noite de sono melhora o bem-estar mental, ao passo que a falta constante de sono está ligada a obesidade, falhas de memória e depressão. A maioria das pessoas precisa dormir pelo menos sete horas por noite.

Lições: Após apagar as luzes, dê uma olhada em seu quarto. Há relógios reluzindo, luzes piscando ou telas acesas? Tudo isso interfere em seu sono. Tire a TV, o computador, o telefone celular e outros itens eletrônicos do quarto. Coloque *blecautes* ou cortinas nas janelas para deixar o quarto bem escuro e ajuste a temperatura do ar-condicionado para 18 °C, a fim de dormir melhor.

CAPÍTULO 11

PROJETANDO O BEM-ESTAR FINANCEIRO

~~~~~~~~~~~~~~~

Até agora adentramos seu raio existencial, de sua comunidade e local de trabalho para sua casa, revendo cada círculo concêntrico de modo a projetar sua vida para otimizar a felicidade e o bem-estar. Embora suas finanças aparentemente partam do mundo externo para dentro de sua sala de estar e quarto, a maneira com que você as organiza é tão importante para a saúde e felicidade de sua família quanto a organização de sua casa.

Conforme pesquisas mostram, os casamentos e outros relacionamentos são afetados negativamente quando as contas se acumulam, os cartões de crédito estouram o limite e os gastos excessivos se tornam rotineiros. Em um estudo da Gallup-Sharecare, em 2015, nove em cada dez pessoas que administravam bem suas finanças disseram que o relacionamento com seu cônjuge, parceiro ou melhor amigo era forte, mas o número de relacionamentos felizes diminuía de dez para seis quando as finanças eram citadas como um ponto vulnerável na família, fosse ela rica ou pobre. Evidentemente, o estresse com dinheiro era tóxico para a felicidade em todos os níveis de renda. Mais dinheiro não era a solução; o importante era administrá-lo bem.

Segundo especialistas, quando as finanças da família são administradas com sensatez, os casamentos e outros relacionamentos melhoram. A família se sente mais segura e confiante quando o dinheiro deixa de ser uma fonte potencial de estresse e conflito, e tende a se sentir ativa e produtiva. Diminui também a probabilidade dessas pessoas terem depressão, diabetes e pressão arterial alta, segundo a Gallup-Sharecare, e de ter maus hábitos como fumar. Talvez até mais interessante, a Gallup-Sharecare confirmou que há uma correlação inversa entre bem-estar financeiro e obesidade:

Pessoas com finanças melhores têm taxas mais baixas de obesidade. Ou seja, além de uma boa dieta e atividade física regular, a segurança financeira ajuda a manter as pessoas saudáveis.

Embora tudo isso faça sentido, para muitos a administração do dinheiro ainda parece algo inatingível. Em uma pesquisa recente, menos de 40% dos norte-americanos disseram se sustentar sem problema – e não apenas porque não ganham o suficiente. Isso inclusive tem mais a ver com a administração do dinheiro do que com a monta do salário. A forma de gastar o dinheiro e de se planejar ou não para o futuro também é parte do problema. As estatísticas mostram um elevado número de cidadãos correndo constantemente atrás de dinheiro e gastando mais do que pode. Duas em cada cinco famílias norte-americanas, que pagam parcialmente as faturas dos cartões de crédito a cada mês, devem em média mais de US$ 16 mil. Em geral, as famílias endividadas com hipotecas contraíram um empréstimo de US$ 172 mil e ainda arcam com as prestações do carro girando em torno de US$ 28 mil e empréstimos estudantis, em torno de US$ 49 mil. Não surpreende que cerca de um terço das famílias nos Estados Unidos não consiga pagar suas contas em dia.

Para piorar a situação, mais de um quarto de todas as famílias norte-americanas não tem poupança. Mais da metade de todas as famílias com idade para se aposentar ou perto dela não tem planos privados de aposentadoria. Para a maioria das famílias norte-americanas cujo chefe da família tem 65 anos ou mais, a Seguridade Social continua sendo a maior fonte de renda. Quando indagado sobre seus planos de aposentadoria, mais de um quarto dos pesquisados recentemente pelo Banco Central dos Estados Unidos disse que sua estratégia era simplesmente continuar trabalhando. Apenas 17% disseram que esperavam parar de trabalhar.

Então, o que fazer para reorganizar suas finanças a fim de ter mais felicidade? A resposta é fácil, diz Ryan T. Howell, psicólogo na Universidade Estadual de São Francisco e cofundador do site *BeyondThePurchase.org*, que aborda as dimensões psicológicas de gastar. Pagar em dia os cartões de crédito todo mês deve ser sua meta número um, afirmou Howell. Não se sobrecarregue com dívidas; além de estressante, isso também faz mal para sua autoestima e pode interferir em outras metas importantes, como casar--se, ter filhos, comprar uma casa ou abrir um negócio.

Howell acrescenta que gastar demais é ilusório: "Isso pode dar uma felicidade momentânea, mas o estresse financeiro esmaga a pessoa e a faz se sentir pior". Além disso, registramos uma perda com o dobro da intensidade de um ganho, então quando as contas altas chegam a psique é fortemente baqueada. Na verdade, a preocupação financeira pode ser o tipo de estresse mais prejudicial à felicidade. A receita é simples: seja conservador em relação a todos os gastos. Faça o possível para poupar ao máximo e nunca se endividar.

Pode parecer mais fácil recomendar essa economia do que colocá-la em prática, mas Howell tem algumas ideias para remodelar seus hábitos pessoais. Para evitar gastar em excesso, experimente pagar tudo com dinheiro. O ato físico de tirar as cédulas da carteira e entregá-las aguça mais sua consciência em cada transação do que quando você usa cartões de débito ou crédito. Outra dica dele é controlar diariamente o que você gasta. Ao criar o hábito de anotar em uma lista tudo o que compra, você acaba colocando um cabresto na gratificação emocional do consumismo – aquele surto de prazer ao adquirir algo novo.

A Regra 50-20-30

Assumir o controle de suas finanças é uma ótima maneira de fomentar a felicidade, mas se ater ao orçamento pode ser desgastante. Por isso, planejadores financeiros simplificaram o processo com a chamada regra 50-20-30. Apregoada por especialistas em finanças, incluindo a senadora Elizabeth Warren de Massachusetts e Alexa von Tobel da empresa de planejamento financeiro personalizado LearnVest, essa regra recomenda que você mantenha três baldes imaginários para administrar seus gastos.

O primeiro balde é para despesas básicas, como aluguel, plano de saúde, alimentação, prestações do carro e contas de serviços públicos, como água, luz e gás. Segundo a regra, você deve gastar no máximo a metade do que ganha com tais despesas. Embora algumas sejam inevitáveis, é preciso ter controle sobre *quanto* você gasta; por exemplo, circular de ônibus é mais barato do que usar seu carro como meio de transporte.

O segundo balde é para a estabilidade financeira: saldar dívidas como empréstimos estudantis, criar um fundo para emergências e poupar para a aposentadoria ou uma viagem. Reserve 20% do que ganha para isso.

O terceiro balde é para gastos pessoais, incluindo compras e entretenimento, como jantar fora, ter TV a cabo e um plano de alguma operadora de telefonia celular. Um plano de celular pode ser essencial, mas deve haver flexibilidade com a quantia que você gasta: faça escolhas sensatas ao escolher um plano telefônico e um pacote de TV a cabo. Você deve gastar no máximo 30% do que ganha com esses confortos pessoais.

Apesar das diferenças nas situações individuais, a regra 50-20-30 se aplica a qualquer orçamento e estilo de vida. Divida o quanto você ganha em três porcentagens, que são a quantia máxima que deve ser destinada a cada balde. Ao pagar suas contas, observe para que balde o dinheiro está indo e vá atualizando uma lista de gastos em cada categoria. Se estiver gastando demais em uma área, crie uma estratégia de cortes. Embora despesas básicas sejam prioridade, há meios criativos de economizar, como levar marmita para o trabalho em vez de comer fora, desligar aparelhos eletrônicos após utilizá-los e fazer compras no atacado. Pequenas economias acabam fazendo uma boa diferença.

Estabeleça uma meta específica para seu fundo de emergência – cobrir os pagamentos por seis meses é o mínimo recomendável – e defina uma retirada automática para ajudá-lo a cumprir essa meta no prazo de três a cinco anos. Se possível, reserve um quinhão nesse balde de poupança para doações para obras beneficentes. A maioria das pessoas subestima a satisfação obtida ao ser generosa. E aproveite os fundos da aposentadoria no trabalho para fazer um plano privado de aposentadoria.

O simples ato de monitorar os gastos ajuda a administrar melhor seu dinheiro. Escreva em um caderno, faça uma planilha, use um sistema on-line ou um aplicativo como o *mint.com*. Especialistas dizem que seguir um programa de registrar regularmente seus gastos tende a promover padrões de consumo mais conscientes e a limitar as compras por impulso. Cuidar do orçamento também dá a satisfação de estabelecer e cumprir metas. Ao saber o que tem para gastar, você fica menos propenso a gastar demais e, portanto, a se endividar, o que certamente evita o estresse. Além disso, administrar bem seu dinheiro lhe dá mais liberdade para gastar em coisas que o tornam mais feliz, como viajar ou sair com os amigos.

Segundo Howell, o que você compra com seu dinheiro também faz diferença. Conforme mostra um volume crescente de pesquisas, pessoas que gastam seus recursos mais com experiências do que com bens materiais – por exemplo, viajar de férias com a família em vez de comprar um novo cortador de grama – acabam sendo mais felizes. Afinal, experiências como aulas de dança ou de música e aprender a mergulhar com cilindro fazem a pessoa aprender novas habilidades, ter senso de realização e interagir com os outros, o que resulta em lembranças duradouras. Ou seja, experiências de vida mais profundas e menos tangíveis são essenciais para a felicidade. Por outro lado, bens materiais como um vestido novo ou um smartphone luxuoso raramente sobrevivem às expectativas de felicidade. Isso, porém, não significa que você deva estourar seus cartões de crédito em uma viagem extravagante. "Ninguém deve se endividar para comprar boas lembranças", afirmou Howell. O estresse com o endividamento é maior do que qualquer felicidade obtida com uma experiência.

O fundamental ao gastar seu dinheiro com experiências é escolher aquelas que lhe façam bem, afirmou Howell. "Tenho grande interesse em esportes e gosto de ir a jogos de beisebol, assim como minha mulher e minha filha. Isso expressa nossa identidade como fãs dessa modalidade." No entanto, se certa tarde decidissem ir à ópera simplesmente porque isso é o que outras pessoas fazem ou, talvez, para impressionar seus amigos, provavelmente eles não gostariam. "É preciso ser coerente consigo mesmo", disse ele.

Outra maneira comprovada de aumentar seu senso de bem-estar, dizem os especialistas, é gastar seu dinheiro com os outros, e não consigo mesmo. Segundo uma pesquisa de Lara Aknin e outros cientistas da Universidade Simon, no Canadá, muitas pessoas têm mais prazer comprando um pequeno presente para a caridade do que adquirindo um para si mesmas. Em um experimento realizado, em 2013, no Canadá e na África do Sul, um grupo foi liberado para comprar uma caixa de chocolates ou garrafas de suco para uma criança doente em um hospital local, ao passo que o outro grupo teve permissão para comprar esses itens para si mesmos. Nos dois países, aqueles que presentearam a criança sentiram bem mais felicidade, ao contrário daqueles que compraram os itens para si mesmos. Esse resultado corroborou outro estudo dos mesmos cientistas no qual residentes de 136 países foram indagados se haviam doado dinheiro para caridade no mês anterior. Em pouco mais da metade dos países, fossem ricos ou pobres, pessoas que haviam feito isso relataram estar mais felizes – a um ponto só equiparável se a renda de sua família dobrasse.

Embora seja difícil viver sem dinheiro, ele não é a chave para mais felicidade, dizem especialistas. Se compara constantemente seu sucesso com o dos outros, você pode se menosprezar caso more em um bairro onde todos sejam mais ricos. As pessoas tendem a se comparar com quem está no entorno, e ninguém quer ser o mais pobre no bairro.

O valor de ganhar mais dinheiro para a felicidade também é complicado, diz Ed Diener. À medida que se galga a pirâmide da riqueza, é preciso mais dinheiro para se manter feliz. Embora a entrada inesperada de US$ 10 mil impressione alguém que ganha US$ 100 mil por ano, essa soma não causa tanto impacto para alguém que ganhe US$ 1 milhão por ano. "Explicando em outros termos, as pessoas reagem mais a aumentos na porcentagem da renda do que a aumentos em montas específicas de renda bruta", esclareceu ele. Em outras palavras, quanto mais rico você é, maior é o aumento necessário para incrementar sua felicidade.

Nas recomendações no final deste capítulo, você encontrará ideias práticas para administrar suas finanças visando mais bem-estar, desde fazer um plano de poupança automática a criar uma "conta de doações" para beneficiar os outros. Mas, segundo pesquisadores mundo afora, buscar maximizar sua renda não deve ser a solução principal em sua busca por uma vida mais feliz. O que você ganha em termos de conseguir um salário maior pode ser ofuscado pela falta de emoções positivas em sua vida. Os amigos e a família trazem mais felicidade do que sua conta bancária. Portanto, é melhor planejar suas finanças de modo a maximizar as relações sociais. Ou, conforme Diener explica, a chave para mais bem-estar é ter dinheiro, mas sem querê-lo em demasia.

ESQUEMA FINANCEIRO PARA A FELICIDADE

Muitas pessoas caem na armadilha de acreditar que serão mais felizes tendo mais dinheiro e bens de luxo, mas descobertas de pesquisas e do Projeto *Blue Zones* de Consenso de Felicidade indicam outra coisa. Obviamente, um senso geral de bem-estar requer uma certa segurança financeira, e alguns lugares mais felizes no mundo têm um nível alto de renda per capita. No entanto, em certos lugares mais felizes que visitamos, as pessoas se alimentavam do que plantavam em suas hortas ou moravam em apartamentos pequenos, provando que não é preciso ter muito dinheiro para equilibrar sua vida financeira. Reflita sobre o seguinte ponto: o ser humano registra uma perda com o dobro de intensidade do que no caso de um ganho. Ou seja, perder US$ 100 é duas vezes mais impactante do que o prazer de ganhar US$ 100. Portanto, para sua felicidade, é melhor estar seguro financeiramente do que se arriscar para ficar rico. Com base no que observamos e no que o Projeto *Blue Zones* de Consenso de Felicidade mostrou, aqui estão algumas dicas de como projetar sua vida financeira de modo a favorecer a felicidade.

1. Faça um plano de poupança automática ou de investimento. Economizar lenta e constantemente dá um senso de propósito e orgulho à medida que essa poupança cresce. Invista em longo prazo. Segundo Warren Buffett, se você busca um investimento por um prazo mínimo de dez anos, o ideal é um fundo de baixo custo parecido com o índice S&P 500 ou com todo o mercado de ações.

Lições: Faça economias em longo prazo sem pensar a respeito disso. Defina transferências automáticas de uma porcentagem de seu salário para uma conta de poupança ou de aposentadoria.

2. Faça um seguro. Tranquilidade mental é a meta mais importante ao reorganizar suas finanças. Embora a maioria das apólices de seguro não seja um ótimo investimento financeiro, elas o deixam tranquilo.

Lições: Pesquise seguros de vida e outras possibilidades. Tenha pelo menos um plano de saúde abrangente e um seguro de vida para beneficiar seus entes queridos.

3. Reconsidere seu cartão de crédito. Pesquisas mostram que o desconforto de pagar é menor quando usamos cartões de crédito, que sendo menos transparentes do que dinheiro nos fazem gastar mais. Estudos também mostram que em comparação com usuários de cartão de crédito, consumidores que pagam com dinheiro têm mais apego emocional à compra e são propensos a valorizar mais o novo item.

Lições: Cartões de crédito são muito práticos e até financeiramente vantajosos para quem liquida a fatura mensal e aproveita os programas de recompensa, mas faturas mensais não saldadas implicam taxas de juros, muitas vezes, exorbitantes. Caso não consiga pagar em dia suas faturas mensais de cartões de crédito, destrua-os e passe a usar apenas cartão de débito ou dinheiro. Você ficará muito mais consciente e cauteloso ao gastar e se livrará do fardo do endividamento crescente.

4. Alugue em vez de comprar. Para quem tem dificuldade para economizar, comprar uma casa e assumir uma hipoteca pode funcionar como um plano de poupança na marra: à medida que faz os pagamentos, você está investindo em um imóvel com valor duradouro. Entretanto ser proprietário de uma casa não é o melhor plano para todos. Quando você considera o quanto desembolsará com o pagamento mensal da hipoteca, os impostos sobre o imóvel, o seguro para a família, as despesas de manutenção e com serviços públicos – e quanto teria ganhado investindo esse dinheiro no mercado de ações –, ser inquilino pode apresentar um custo-benefício melhor.

Lições: Avalie sua situação em termos de tempo e dinheiro. Compare os custos e benefícios de comprar ou alugar um imóvel na área em que você vive ou pretende viver. Caso planeje morar em algum lugar por menos de cinco anos, provavelmente é melhor alugar um imóvel.

5. Liquide ou amortize sua hipoteca. Certas pessoas incluem uma hipoteca de longo prazo em seu plano financeiro, pois os pagamentos podem ser abatidos no imposto de renda. Em contrapartida, liquidar a hipoteca pode trazer segurança financeira em longo prazo e liberar seu orçamento mensal para outras despesas, investimentos ou uma poupança para a aposentadoria.

Lições: Considere o que lhe dá mais tranquilidade mental: pagar a hipoteca lentamente e usar isso como maneira de investir ou liquidá-la e possuir de vez sua casa? Ninguém sabe o que os mercados de ações farão no futuro. Ter casa própria assegurada pode ser o melhor investimento em termos de satisfação com a vida.

6. Prefira experiências em vez de bens materiais. Estudos mostram que gastar dinheiro com experiências gera mais bem-estar do que adquirir bens materiais. Coisas novas reluzem, mas o prazer da novidade se esvai, ao passo que experiências se tornam parte de nossa identidade. As lembranças que elas trazem ganham brilho e aumentam nossa felicidade no decorrer do tempo. E, quando envolve outras pessoas, a experiência pode aprofundar os laços nos anos vindouros ao vocês rememorarem juntos aqueles momentos partilhados.

Lições: Repense sua definição de presentes para si mesmo e aqueles dados aos entes queridos. É melhor oferecer experiências em vez de objetos físicos, por exemplo, aulas de culinária, uma viagem de fim de semana, entradas para um show e um jantar em um bom restaurante.

7. Faça amizade com pessoas financeiramente inteligentes. Como o círculo social nos influencia de várias maneiras, selecionar bem os amigos é um passo importante para maximizar a felicidade. Se a atividade favorita de sua melhor amiga é fazer compras, e ela está sempre seguindo a última moda em roupas, carros e produtos eletrônicos, é muito provável que você faça o mesmo.

Lições: Para obter a segurança financeira necessária para a felicidade, faça amizade com pessoas financeiramente seguras. Isso se aplica especialmente à escolha de um cônjuge: busque um parceiro cujos valores e modo de administrar o dinheiro combinem com os seus. Para moldar sua vida segundo os princípios que aprendemos ao longo dos anos com o Projeto *Blue Zones*, prefira amigos que procuram pechinchas, cozinham em casa, investem sensatamente e criam sua própria diversão em vez de comprá-la.

CAPÍTULO 12

PROJETANDO SUA VIDA INTERIOR

Tentar ficar feliz quase sempre não dá certo. Na realidade, quanto mais você tenta, mais fracassa. Quanto mais coisas você compra, mais rapidamente a novidade se esvai. Quanto mais você deseja ficar atraente, maior é a decepção quando envelhece. Quanto mais você busca a felicidade, mais distante ela fica.

O que traz mais felicidade é efetuar mudanças em seu entorno – em sua casa, no local de trabalho, na comunidade e até no país. Quanto mais você projeta sua casa para favorecer os bons hábitos, melhor sua família se sentirá morando nela. Quanto mais amigos conquista no trabalho, mais você se empenhará para executar suas tarefas. Quanto mais sua comunidade o incita a deixar o carro de lado e a caminhar, melhor você se sentirá. Quanto mais confiança tem no governo, mais seguro você se sentirá. O desafio é remodelar sua vida de forma a ser constantemente incitado ao bem-estar.

Mas será que essa abordagem funciona quando se trata de seu eu interior? É possível remodelar o prisma pelo qual você vê sua vida, a fim de enxergar o proverbial copo meio cheio, não meio vazio? É possível tomar medidas para aumentar seu senso de prazer, propósito e orgulho na vida e, então, entrelaçá-los em prol de mais felicidade geral? E é possível fazer essas alterações durarem?

A resposta é sim.

Um dos fatores mais efetivos para entrar no rumo para mais felicidade é reconsiderar seu propósito na vida – reconhecer seus próprios dons e talentos e refletir honestamente se você está utilizando-os ao máximo. Isso talvez não seja fácil se, como para muita gente, sua vida estiver mais agitada do que nunca, se você estiver cuidando de um bebê começando a andar, dividindo-se entre a criação dos filhos e um trabalho exigente, fazendo horas extras para terminar um projeto, voltando a estudar para aprender uma nova habilidade, tendo dois empregos para sobreviver, lidando com uma doença ou cuidando de um pai idoso. Quando você se vê correndo de uma tarefa para outra desde o momento em que se levanta de manhã até a hora de cair na cama, há pouco tempo para refletir sobre o sentido de tudo isso.

Mas de vez em quando você talvez se olhe no espelho e questione se essa era a vida que realmente queria. Era isso mesmo que você pretendia fazer? Nesses momentos, pergunte a si mesmo sobre seu senso de propósito, ou seu plano de vida, conforme a expressão costa-riquenha que significa a razão para viver.

"Todos nós passamos a vida querendo encontrar um propósito, seja de maneira consciente ou sentindo vagamente que algo está faltando", escreve Richard Leider em seu livro *O poder do propósito*. "Se não descobrimos nosso propósito, uma grande parte de cada dia é gasta com algo que não é de fato importante e que seria melhor não fazer."

Leider é especialista no poder do propósito. Com sua colega Barbara Hoese, desde 2009 ele ministra "oficinas sobre propósito" em comunidades no Projeto *Blue Zones* pelo país para ajudar os residentes a definirem seus pontos fortes, paixões e valores, e a descobrirem maneiras de usá-los melhor. Todos nós somos bons em alguma coisa, afirma ele. Mas é frequente não nos darmos o devido crédito pelos talentos que temos.

"Para descobrir o propósito de sua vida, é preciso pensar em si mesmo sob um novo enfoque", escreve Leider. "Quais são seus dons para beneficiar os outros?" Talvez você tenha inclinação para números ou senso de humor. Talvez você toque um instrumento musical ou cante no coro. Talvez você seja bom em inspirar as pessoas ou um ótimo professor. Talvez você seja o tipo de pessoa com o qual os amigos podem contar. Ou uma mãe ou um pai maravilhoso. Talvez você seja um atleta, um dançarino ou um treinador. O primeiro passo para descobrir seu propósito é reconhecer seu maior dom.

Em suas oficinas sobre propósito, Leider incita os participantes a identificarem os próprios dons fazendo um exercício de 15 minutos chamado "*calling cards*". Essas cartas parecem as de baralho, mas cada uma tem uma frase descrevendo um talento, como "ver o quadro geral" ou "realizar o potencial". Após distribuir conjuntos de 52 cartas ao pessoal todo, ele instrui que cada um selecione cinco cartas que descrevam seus dons pessoais. Depois ele pede que cada um diga aos demais como usava seu dom número um para realizar algo que julgava importante.

"De repente, quando eles veem como estão usando seus talentos em coisas que gostam de fazer, a energia e a animação ficam muito fortes na sala", disse Leider. "O lugar inteiro vibra, e eles enxergam seu propósito como algo real e pulsante." Ele, então, pede que as pessoas imaginem como seria sentir essa energia o tempo todo e todas as coisas boas que poderiam realizar.

"Ter um propósito que dê poder real requer uma meta fora de si mesmo", escreve Leider. "Somente quando o foco – o propósito – é maior do que nós mesmos o sentido pode ser profundamente saboreado e duradouro, não apenas uma meta cumprida e logo esquecida."

Essa é a questão fundamental do propósito: se sua meta é ser um pai ou mãe melhor, ou escrever o Grande Romance Americano, em princípio, é necessário reconhecer o que o faz se sentir vivo e parar de pensar na vida como uma lista interminável de afazeres. Só então será possível realizar algo verdadeiramente memorável.

PSICOLOGIA POSITIVA

A maioria das estratégias para a felicidade conhecidas hoje em dia se enquadra no novo campo de estudo e tratamento denominado "psicologia positiva". Até pouco tempo atrás, o tema da felicidade era em grande parte ignorado pelos psicólogos tradicionais, que se ocupavam principalmente em tratar doenças mentais. Em consequência, novos modelos de comportamento tiveram de ser formulados, pois "foi descoberto que as habilidades para a felicidade, para uma vida agradável, para se envolver e para descobrir o sentido das coisas diferiam das habilidades para aliviar a infelicidade", disse Martin Seligman da Universidade da Pensilvânia, um dos fundadores do movimento da psicologia positiva.

Pesquisadores estão usando uma abordagem científica para questões como "de onde realmente provém a felicidade?" e "o que se pode fazer para aumentá-la de fato?" Por meio de experimentos minuciosamente projetados, eles vem testando uma gama ampla de atividades, ou "intervenções" conforme seu jargão, para determinar quais delas têm impactos mensuráveis sobre elementos da felicidade, como emoções agradáveis, envolvimento e sentido. Eles querem saber se tais intervenções são efetivas para criar bem-estar duradouro.

Algumas dessas intervenções em prol da felicidade têm raízes antigas na filosofia budista ou grega e envolvem práticas conhecidas, como expressar gratidão a alguém a quem você não agradeceu adequadamente ou saborear o prazer de uma manhã fresca de outono nas matas. Elas defendem atos aleatórios de bondade, desligar todos os aparelhos eletrônicos durante o jantar para estimular a conversa e estabelecer metas práticas para administrar melhor o tempo. Constatamos que muitas dessas práticas são importantes ao visitar os lugares mais felizes do mundo e durante a evolução das comunidades no Projeto *Blue Zones*.

Outra pesquisadora notável no campo da psicologia positiva é Sonja Lyubomirsky da Universidade da Califórnia em Riverside, que há alguns anos lançou o livro *A ciência da felicidade – como atingir a felicidade real e duradoura*. Nessa obra ela defende práticas em prol da felicidade, como manter um diário acerca da gratidão e fazer algo gentil para um estranho – atividades empiricamente comprovadas para aumentar emoções positivas, o senso de propósito e a satisfação geral com a vida. Mas eu queria saber como elas funcionavam exatamente em longo prazo.

"É relativamente fácil ficar mais feliz por pouco tempo, da mesma forma que é fácil parar de fumar por um dia ou manter a mesa de trabalho temporariamente arrumada", escreve Lyubomirsky. "O desafio é *manter* o novo nível de felicidade." Um tema central na pesquisa de Lyubomirsky é o desafio de levar mais a sério a construção da felicidade. "Pense na quantidade de tempo que tanta gente dedica a exercícios físicos, seja indo à academia, correndo, praticando kickboxing ou ioga", escreve ela. Segundo sua pesquisa, para ter mais felicidade, é preciso se empenhar com esse grau de intensidade.

Descrita recentemente por um de seus pares como a "rainha da felicidade", Lyubomirsky ainda era uma jovem e promissora pesquisadora em janeiro de 1999, quando foi convidada por Martin Seligman e Mihaly Csikszentmihalyi da Universidade de Pós-Graduação Claremont para se juntar a outros 12 acadêmicos no resort costeiro de Akumal no México, onde trocariam ideias sobre o campo emergente da psicologia positiva. Hoje, ela é professora na Universidade da Califórnia em Riverside.

Conheci Lyubomirsky há cerca de uma década e fiquei impressionado com a desenvoltura para conversar sobre sua pesquisa com pessoas leigas. Alta, esguia e extremamente sagaz, ela tinha amplo conhecimento das pesquisas mais recentes – muitas das quais eram de sua autoria – e o dom de saber o que era interessante para as pessoas. Quando ela falava para um grupo, as pessoas ficavam totalmente absortas. Então, fiquei contente com a oportunidade de telefonar novamente para ela solicitando uma entrevista. A primeira coisa que pedi foi uma atualização sobre o que as pesquisas mais recentes apontam para obter mais felicidade.

"Provavelmente há centenas de coisas que podemos fazer", respondeu ela. "Mas eu diria que uma delas tem a ver com o cesto do pensamento positivo." Isso significa ser otimista em relação ao futuro e enxergar o lado bom quando enfrentamos dificuldades. Ser compreensivo e expressar gratidão eram caminhos bons para desenvolver esse tipo de pensamento, disse ela, mas também é importante não ruminar pensamentos negativos.

Ela mencionou outros cestos representando outros aspectos da vida nos quais a pessoa pode influir no próprio nível de felicidade. Um tem a ver com os relacionamentos. "Muitas pesquisas mostram que as pessoas mais felizes têm bons relacionamentos com amigos íntimos, colegas de trabalho e até animais de estimação", disse Lyubomirsky. O terceiro cesto é relacionado a metas: "Não há felicidade sem elas. As pessoas felizes têm metas de vida significativas, e é importante escolhê-las sabiamente e ficar absorvido no processo".

O que todas essas recomendações têm em comum é a convicção de Lyubomirsky de que mais felicidade está ao seu alcance se você estiver disposto a investir tempo e esforço para ajustar seus pensamentos e comportamentos. Numerosas pesquisas vêm estudando os traços e hábitos das pessoas felizes, comentou ela. É preciso praticar bastante para se parecer mais com essas pessoas.

No cerne da abordagem dela há uma ideia provocativa sobre o que determina a felicidade, a qual é representada na capa de seu primeiro livro como uma torta deliciosa. (Para a versão de capa dura era uma torta de cereja; para a brochura, uma torta com cobertura de merengue.) Em ambos os casos, um pedaço considerável da torta já fora cortado. Para Lyubomirsky, esse pedaço, equivalente a 40% do todo, está "dentro da nossa capacidade de controle". A torta suscitou várias questões que eu esperava que Lyubomirsky explicasse.

"De onde vem essa estimativa de 40%?", perguntei.

"Queríamos saber qual é o fator determinante para a felicidade", disse ela. Sua equipe de pesquisa examinou, em princípio, a genética. Conforme estudos demonstram, gêmeos idênticos (que têm a mesma formação genética) são mais semelhantes quanto à felicidade do que gêmeos com formação genética diferente, o que sugere que a capacidade pessoal para a felicidade é parcialmente influenciada pela genética. De fato, cientistas calcularam que até 50% das diferenças entre as pessoas em termos da felicidade podem se dever à genética.

"E o que determina os outros 50%?", perguntei.

"Bem, cerca de 10% das diferenças entre as pessoas se devem a circunstâncias de vida – ser ou não casado, sua idade, etnia, religião e estado de saúde", enumerou Lyubomirsky. "Tais coisas de fato afetam a felicidade.

Mas em média, se colocássemos todos na mesma situação, as diferenças em termos de felicidade se reduziriam a apenas 10%."

"Restando então os tais 40%", deduzi.

"Exatamente. Meus colegas e eu argumentamos que os 40% restantes podem ser influenciados por meio de comportamentos, modo de pensar e agir todo dia", disse ela. Embora essas porcentagens fossem apenas estimativas – e seja mais fácil pensar em "um pedaço grande da torta" do que em um número específico, disse ela –, era bom saber que uma monta significativa da felicidade não dependia da genética ou de circunstâncias de vida, podendo ser melhorada por meio do comportamento. Para se tornar mais feliz, um indivíduo deve agir e pensar cada vez mais como as pessoas mais felizes – aquelas que passam muito tempo com a família e os amigos, agem generosamente com os outros, mantêm perspectivas otimistas, vivem no presente, se mantêm fisicamente ativas e têm metas dignas. Ou seja, aquele pedaço grande da torta – aquela fatia de felicidade – representa uma oportunidade de ouro para a pessoa controlar seu bem-estar.

O desafio, adverte Lyubomirsky, é não deixar que o uso constante das mesmas estratégias em prol da felicidade se transforme em uma rotina, senão elas perdem a capacidade de melhorar seu ânimo, da mesma forma que um aumento ou promoção no emprego acaba perdendo o brilho e o sabor de novidade. Ou, como Martin Seligman comparou de forma pitoresca: "É como sorvete de baunilha francês. A primeira colherada é um deleite. Na sexta vez, não há mais o elemento surpresa".

Para manter uma experiência vívida, é preciso saber quais atividades propícias à felicidade devem ser experimentadas e com que frequência, explica Lyubomirsky. Por exemplo, você pode planejar meditar antes de visitar os sogros, cultivar o otimismo nas manhãs em que acorda melancólico ou evitar ruminar pensamentos negativos após um e-mail de seu chefe. Descubra quais intervenções funcionam para você, recomendou ela. É também importante sempre variar as atividades propícias à felicidade, da mesma forma que as pessoas tentam não engordar de novo após cada regime novo. "Se as experiências positivas variarem, não ficamos acostumados com elas", escreve ela. "Experimente várias atividades propícias à felicidade simultaneamente porque se alguma não der certo, você pode investir em outra."

Embora a melhora emocional advinda dessas experiências possa durar pouco, diz Lyubomirsky, há evidências estimulantes de que essas atividades benéficas podem acabar rendendo mudanças duradouras. Afinal, as pessoas que sentem emoções positivas regularmente podem desenvolver mais resiliência a revezes do que as outras. Indivíduos infelizes tendem a ter uma visão de mundo que reforça sua infelicidade, mas pessoas felizes tendem a reagir mais positivamente aos acontecimentos, o que facilita enfrentar os altos e baixos da vida.

Conforme diz Barbara Fredrickson, outra especialista em felicidade, emoções positivas como alegria e gratidão não são apenas experiências fugazes que fazem bem; elas também ampliam sua conscientização e criam recursos pessoais duradouros. Fredrickson, professora de psicologia na Universidade da Carolina do Norte, descreve isso como uma espiral ascendente. Assim, a grande questão é facilitar que as pessoas se coloquem em situações e entornos nos quais sentirão o tipo certo de emoções positivas – aquelas que darão mais felicidade em longo prazo. É possível incitar as pessoas a comportamentos positivos com a mesma efetividade com que bairros bem mantidos as incitam a se manter mais ativas ou uma poupança automática aumenta a chance de êxito com seus fundos de aposentadoria? Há maneiras duradouras de virar o jogo em prol das três vertentes da felicidade enfocados pelo Projeto *Blue Zones* – prazer, propósito e orgulho? A ideia é ter estratégias para lidar com os dois lados da mesma moeda.

Foi isso que resolvi perguntar a Fredrickson.

A ESPIRAL ASCENDENTE

Em seu livro *Felicidade Autêntica*, o psicólogo Martin Seligman descreve o momento há quase duas décadas em que descobriu a pesquisa revolucionária de Barbara Fredrickson sobre emoções positivas. Na época, ele presidia um comitê de seleção para um prestigiado prêmio, e Fredrickson, que na época lecionava na Universidade de Michigan, havia sido indicada. "Quando li o seus trabalhos, subi a escada correndo e disse empolgadamente para Mandy, 'isto transforma vidas!'. Pelo menos a de um rabugento como eu."

O que Seligman estava tão ansioso para partilhar com sua mulher, Mandy, era a teoria de Fredrickson de que emoções ligadas à felicidade, como alegria, orgulho e amor, tinham uma função evolutiva ainda não reconhecida. Segundo a autora, além de agradáveis, elas também ajudam a crescer, pois abrem a mente e o coração para novas conexões. Emoções positivas são benéficas em todos os sentidos.

De acordo com essa teoria, a função evolutiva das emoções negativas era evidente. Quando acionados por uma ameaça, sentimentos como raiva ou medo preparavam nossos antepassados para lutarem ou fugirem. Mas as vantagens evolutivas das emoções positivas eram mais sutis. Elas podiam não acionar uma tática de sobrevivência, porém, sentimentos como diversão ou amor expandiam a consciência de modo a enxergar a floresta pelas árvores. E essa perspectiva mais ampla ajudava a fazer descobertas, adquirir conhecimento, formar alianças e ganhar habilidades que podiam aumentar a chance de sobrevivência no futuro. Ela denominou essa ideia de "teoria de ampliação e construção".

Quando leu os seus trabalhos e pesquisas que os corroboravam, Seligman percebeu que, até para um rabugento como ele, sentir-se bem pode ter uma função útil. Ela "me convenceu completamente de que valia a pena tentar inserir mais emoções positivas em minha vida", escreveu ele. Não surpreendentemente, Fredrickson ganhou o Prêmio Templeton de Psicologia Positiva naquele ano.

Lembro-me de que também fiquei impressionado ao ouvir falar da sua pesquisa pela primeira vez, pois para mim, fazia sentido que emoções relacionadas à felicidade podiam levar a outras coisas boas, como relacionamentos melhores, decisões melhores, saúde melhor e até mais longevidade. Outros especialistas com quem conversei, como Sonja Lyubomirsky, já haviam apontado muitos estudos que mostram que a felicidade contribui para o aumento de renda, maior produtividade, mais qualidade no trabalho, casamentos mais longos, mais amigos, o fortalecimento do sistema imunológico, níveis mais baixos de estresse, menos dor e mais longevidade. A teoria de Fredrickson parecia explicar as razões de tudo isso.

Vi também nas comunidades no Projeto *Blue Zones* que a alegria e a satisfação que as pessoas sentem após fazer um trabalho voluntário, socializar ou apenas caminhar no parque muitas vezes despertam mais generosidade, senso comunitário e a prática de exercícios saudáveis em uma espécie de círculo virtuoso. Passei a ver mais claramente como o trabalho de psicólogos positivos como Fredrickson se harmonizava com diversas atividades que estávamos promovendo em cidades de portes variados pelo país para aumentar o bem-estar.

Portanto, fiquei ansioso para saber mais sobre os pormenores da pesquisa de Fredrickson, imaginando que uma conversa com ela sobre as engrenagens da felicidade seria como ver uma corrida da Nascar ao lado de um mecânico experiente. Então, conversamos por telefone em setembro de 2016, enquanto ela se preparava para uma reunião no campus da Universidade da Carolina do Norte, em Chapel Hill.

"Você pode me falar um pouco mais sobre seu trabalho acerca da função evolutiva das emoções positivas?", pedi.

"Essa é a teoria de ampliação e construção", disse ela. "O pano de fundo é que as emoções negativas estreitam nosso pensamento para lidar com uma ameaça de uma maneira que ajudou nossos antepassados a escaparem de situações arriscadas. Mas as emoções positivas não se organizam em torno de ameaças, e sim de oportunidades."

Ela comentou que emoções positivas chamam menos atenção do que as negativas, pois perder uma oportunidade geralmente não é algo fatal, apenas uma chance perdida. Mas sentimentos como alegria, gratidão, serenidade, interesse, esperança, orgulho, diversão, inspiração, admiração e amor – as dez emoções positivas que ela enfoca em sua pesquisa – têm uma função valiosa, pois ampliam nossa conscientização, conforme provado por experimentos. "Pesquisadores conseguiram provas, por meio de estudos com imagens do cérebro, de que nossa visão periférica se expande para colher mais informações", disse Fredrickson.

Em um determinado experimento, por exemplo, pesquisadores decidiram monitorar a atividade em duas áreas do cérebro, uma que reage a rostos humanos e outra que reconhece lugares. Antes de iniciar a parte principal do experimento, eles mostraram fotos que despertam sentimentos positivos (como imagens de gatinhos brincalhões) a alguns dos indivíduos participantes, mas para outros foram mostradas fotos que despertam sentimentos negativos (como imagens de crianças chorando). Para um terceiro grupo, mostraram fotos que induzem a sentimentos neutros (como imagens de móveis). A seguir, expuseram aos participantes outro conjunto de imagens com rostos no centro, cercados por fotos de casas, e perguntaram se os rostos eram masculinos ou femininos, ignorando as casas. Os indivíduos que haviam visto as fotos desagradáveis tiveram menos atividade na parte do cérebro que reconhece lugares, ao passo que aqueles que haviam visto as fotos agradáveis apresentaram mais atividade. Isso confirmou a ideia de que sentimentos negativos estreitavam os campos de visão para enfocar os rostos, enquanto os positivos expandiam a visão para incluir as casas.

"Emoções positivas nos tornam mais ávidos para explorar", disse Fredrickson. E comprovadamente também nos tornam mais criativos, mais abertos a novos relacionamentos, mais solidários com pessoas de outras culturas e mais flexíveis para resolver problemas, como tomar decisões administrativas, diagnosticar doenças ou fazer negociações. Pessoas que sentem emoções felizes – até aquelas fugidias como relembrar um momento alegre ou receber uma pequena gentileza – tendem também a ser mais otimistas, resilientes, abertas e guiadas por um propósito. A meditação também tem esses efeitos, pois oferece uma superdose de resiliência quando praticada regularmente. Fredrickson também contou que, em um estudo, os participantes que concluíram um curso de três meses no qual meditavam 90 minutos por semana depois descreveram suas vidas como nitidamente mais satisfatórias e gratificantes.

"Portanto, emoções positivas podem não ser úteis em um momento de perigo, mas com o tempo podem ajudar a adquirir outras habilidades úteis", ponderei.

"Exatamente", respondeu Fredrickson. "Essa é a parte da 'construção'. Quanto mais têm esses momentos de conscientização, que se acumulam e se combinam, mais as pessoas estão criando recursos e, de certa maneira, se tornando uma versão melhor de si mesmas – mais resilientes, mais integradas socialmente e mais inteligentes." Embora tendam a durar apenas alguns segundos ou minutos, disse ela, experiências positivas são como nutrientes para o bem-estar psicológico, ajudando a desenvolver recursos. Essa é a parte da 'ampliação'.

"Mas quanto tempo esses recursos duram?", perguntei. "Por exemplo, se você pede a alguém para fazer meditação por três meses e essa pessoa acumula recursos em virtude das emoções positivas que sente, quanto tempo eles durarão?"

"Bem, acho que pode haver um efeito duradouro se a prática for incorporada aos hábitos cotidianos", respondeu ela. "Temos um estudo que mostrou que grande parte desses recursos se mantém por até mais 15 meses, sobretudo, se as pessoas continuarem meditando. Mas isso não depende necessariamente desse fator. Acho que a meditação apenas coloca as pessoas nessa trajetória positiva de crescimento e, então, esta se torna uma espécie de espiral ascendente autossustentável de crescimento." Pessoas que usufruem apoios emocionais regulares por causa das atividades cotidianas, como ajudar os outros, brincar, aprender ou rezar, desenvolvem mais aptidão para a generosidade, a socialização e a atenção plena. E isso as estimula a buscar mais oportunidades para emoções agradáveis nessa espiral ascendente.

Mas sentimentos agradáveis são frágeis, advertiu Fredrickson. Momentos de alegria, serenidade ou inspiração são facilmente solapados por preocupações, dúvidas e demandas. Em consequência de sua urgência, emoções negativas, como medo e ansiedade, têm uma força maior do que as positivas, como diversão e admiração. Portanto, quem quer vivenciar uma espiral ascendente de experiências positivas deve começar organizando seu cotidiano para incluir pelo menos três sentimentos positivos "sinceros" para cada sentimento negativo "que machuca o coração". Essa parece ser a diferença entre pessoas que prosperam e as demais, disse ela.

Para a maioria das pessoas, atingir essa proporção de três emoções positivas para cada uma negativa é um desafio. Um levantamento nacional descobriu que mais de 80% dos participantes não satisfaziam os critérios para saúde mental em ordem. (Separadamente, Fredrickson descobriu que a proporção média de emoções positivas em relação às emoções negativas era de duas por uma.) Isso significa que a espiral de ampliação e construção só pode ocorrer quando se adota hábitos emocionais mais saudáveis.

As estratégias propostas por Fredrickson coincidem muito com as defendidas por Seligman e Lyubomirsky, e incluíam técnicas como saborear o momento, reconhecer as bênçãos recebidas, praticar a bondade, viver com paixão e imaginar um futuro melhor. Ela disse que a chave é fazer de coração aberto tudo o que você escolher, evitando o risco comum de transformar experiências positivas em tarefas repetitivas.

Ao mesmo tempo, disse Fredrickson, é possível também melhorar a proporção diária de bons sentimentos reduzindo o número dos negativos. "Às vezes, você fica tão imerso em preocupações que não consegue apreciar plenamente a beleza da natureza ao redor, a risada dos seus filhos ou os aromas tentadores que vêm da cozinha, enquanto seu parceiro prepara o jantar?", indaga ela em seu livro *Positividade – descubra a força das emoções, supere a negatividade e viva plenamente*. "A negatividade gratuita pode mantê-lo como refém, como se você tivesse blocos pesados presos nos tornozelos e um capuz preto cobrindo a cabeça."

"Então, o que se faz para atingir essa proporção ideal?", perguntei. "Como planejar a vida de forma a ter mais chance de sentir essas emoções positivas?" Eu tinha ideias próprias sobre as respostas. Em áreas nas *Blue Zones*, as pessoas são mais longevas não por ter hábitos melhores ou cuidados maiores com alimentação e exercícios, mas porque seus ambientes culturais e físicos as incitam a isso todos os dias. E eu desconfiava que a mesma coisa estivesse acontecendo em outros lugares pelo mundo onde as pessoas tendiam a ser mais felizes do que a média, a exemplo da Dinamarca. Eu mencionei essas *Blue Zones* para Fredrickson e perguntei se havia alguma maneira de nós aprendermos com esses exemplos, a fim de moldar nossos ambientes para que nos incitem a ter mais experiências positivas.

"Acho que você percebeu algo importante", respondeu ela. "Viver nessas *Blue Zones*, conforme você descreveu, interagindo com a natureza e tendo envolvimento social, são realmente maneiras confiáveis para aumentar as emoções positivas. Tais ambientes asseguram um suprimento constante de experiências e emoções positivas que ajudam as pessoas a crescerem."

Ela acrescentou, porém, que frequentemente deixamos de inserir itens agradáveis nas listas de afazeres, pois não priorizamos a positividade. Entretanto, todos deveriam, seja caminhando na natureza, telefonando para um amigo ou recebendo alguém para um jantar. Regulamos melhor as emoções ao mudar nossas situações, concordou Fredrickson.

"Mas como fazer isso sem recorrer à força de vontade?", perguntei. "E se você não quer se lembrar de meditar ou de ser gentil com o vizinho?"

"Bem, não basta desejar ter emoções positivas", respondeu ela. Isso funciona como um bumerangue, mas é possível usar alguma das várias alavancas específicas que despertam a positividade, como passar mais tempo com pessoas que transmitem energia e menos tempo com aquelas que a sugam. "O principal é se permitir fazer essas coisas com mais frequência, em vez de só ficar ansiando-as e dizendo 'Ah, realmente gosto disso, mas nunca consigo fazê-lo'", explicou ela.

Eu não estava esperando outra lista de afazeres, mas admito que Fredrickson demonstrou durante as duas décadas de sua pesquisa que sentimentos bons, como alegria, diversão e amor, não são apenas reflexos da felicidade. Na verdade, eles a movem. Desde o Havaí à Flórida, nossas equipes estão se empenhando ao máximo para fomentar a felicidade geral criando entornos que incitem as pessoas a entrarem em grupos de caminhadas nos quais passem a conhecer seus vizinhos, a serem voluntárias por uma boa causa, a irem de bicicleta para o trabalho ou a fazerem um curso de culinária. Quando inserem essas coisas em suas vidas, as pessoas têm mais chance de sentir engajamento, generosidade, diversão e orgulho, o que as torna mais expansivas, solidárias, ajustadas e confiantes, e mais propensas a sair para caminhadas, a fazer trabalhos voluntários e a cozinhar novamente. E tudo isso as torna mais felizes. Assim, estamos criando nossa espiral ascendente.

"Normalmente associamos comportamentos saudáveis a comer bem, ser fisicamente ativo, não fumar e assim por diante", comentou Fredrickson. "Mas acho que o mais importante é ter ligações positivas com os outros, ter experiências positivas a cada dia, seja no trabalho, no tempo de lazer ou junto à natureza."

A essa altura da nossa conversa, ela deve ter olhado o relógio, pois percebeu que estava atrasada para a reunião. Agradeci pela entrevista e disse que esperava que retomássemos logo a conversa. Eu estava ansioso para aprender mais sobre o poder das emoções positivas para deslanchar essa espiral ascendente de crescimento e felicidade.

"Você realmente explicou isso muito bem", gracejei. "Você devia ser professora."

"Pois é, já me disseram isso antes", gracejou ela também.

Fredrickson e Lyubomirsky têm ótimas ideias baseadas em evidências, mas admitem que os impactos de suas intervenções tendam a ser modestos e efêmeros. Elas melhoram o ânimo por algum tempo, mas o brilho logo se esvai à medida que os estresses do cotidiano recomeçam. Para criar bem-estar em longo prazo, dizem os psicólogos positivos, é preciso ter disciplina para seguir um programa de intervenções diárias. Pensar positivamente tem de se tornar um hábito regular, da mesma forma que quem quer emagrecer precisa se exercitar regularmente e comer alimentos saudáveis diariamente.

Para mim, esse é um inconveniente fatal, pois mudanças que requerem força de vontade quase sempre falham em longo prazo. Eu prefiro estratégias que efetuem mudanças no entorno e nos incitem constantemente a fazer as coisas certas sem sequer ter de pensar nisso.

O tratamento arrasa-quarteirão

A boa saúde e a felicidade duradoura são comprovadamente interligadas, mas ambas são totalmente solapadas por uma doença específica – a depressão. Esse distúrbio insidioso é mais comum do que se imagina. No ano passado, mais de 16 milhões de adultos norte-americanos tiveram episódios de depressão, ou seja, praticamente uma em cada 15 pessoas. (Estima-se que o número de pessoas afetadas, mundialmente, chegue a 350 milhões.) E o impacto é terrível. Estudos mostram que indivíduos deprimidos são 40% mais propensos a morrer a qualquer hora e 50% mais propensos a desenvolver doenças cardíacas e pulmonares e a ter apoplexia e artrite. Suas necessidades também perfazem cerca de 50% dos custos com hospitalização e 50% da demanda dos serviços sociais.

A depressão afeta os indivíduos de diversas maneiras. Seus sintomas incluem se sentir triste, ansioso ou vazio na maior parte do dia; ter dificuldades para se concentrar, para se lembrar de detalhes ou para tomar decisões; sentir-se exausto ou sem energia; ter insônia, despertar cedo demais ou dormir em excesso; sentir-se culpado, imprestável ou impotente; comer demais ou perder o apetite; perder o interesse em atividades que antes eram prazerosas, inclusive sexo; sentir-se inquieto ou irritável;

sentir-se sem esperança ou pessimista; ter dores persistentes, enxaquecas, câimbras ou problemas digestivos; e cogitar o suicídio.

Como se pode imaginar, conviver com esses sintomas debilitantes frequentemente leva a problemas conjugais e profissionais. Segundo uma estimativa, empresas norte-americanas perdem US$ 44 bilhões por ano em produtividade e outros aspectos em razão da depressão de trabalhadores. Para piorar a situação, pessoas com depressão, muitas vezes, têm problemas com álcool, drogas, tabagismo ou distúrbios alimentares, além de pesadelos e ataques de pânico. Mas, apesar de todos esses sofrimentos, poucas pessoas deprimidas buscam ajuda ou levam anos para fazer isso.

Isso é péssimo, pois atualmente os terapeutas dispõem de vários tratamentos efetivos contra a depressão, desde psicoterapia para casos relativamente moderados a medicamentos antidepressivos para casos mais graves ou, às vezes, combinam ambos. Um tratamento comum contra depressão é a terapia cognitivo-comportamental (TCC), que identifica padrões nocivos de pensamentos, como baixa autoestima ou autopercepções negativas. No decorrer de vários meses, terapeutas ensinam aos indivíduos deprimidos técnicas para combater esses pensamentos identificando-os e confrontando-os com a realidade. Eles também pedem a esses pacientes que façam "tarefas de casa", como manter um diário no qual registrem seus pensamentos e sentimentos ou como dormem, ou seguir um programa de exercícios. Em muitos casos, essa terapia é tão efetiva quanto os medicamentos. Pesquisas mostram que a TCC pode resolver até metade de todos os casos de depressão. Se um medicamento fosse comprovadamente tão efetivo, ele seria um sucesso de mercado avaliado em bilhões de dólares. Além disso, conforme lorde Richard Layard da London School of Economics calculou, se a sociedade investisse em terapias comprovadamente eficazes como a TCC para quem tem problemas mentais e físicos, os benefícios por si só compensariam os gastos. Se houvesse menos pessoas deprimidas, provavelmente haveria menos crimes, menos absenteísmo, mais produtividade e menos demanda para os serviços sociais – retornos que beneficiariam toda a sociedade. Então, por que não estamos capitalizando essa oportunidade?

Em um esforço notável para ampliar o acesso aos serviços de saúde mental, em 2005, o Reino Unido lançou um programa ousado denominado Improving Access to Psychological Therapies (IAPT, ou Melhorando o Acesso a Terapias Psicológicas), o qual mais que dobrou o orçamento nacional para tratar depressão e ansiedade. Baseada no trabalho do psicólogo David Clark, a iniciativa foi defendida por Richard Layard, que argumentou que o IAPT compensaria os gastos ajudando indivíduos deprimidos a retomarem ao trabalho, assim reduzindo o desemprego e os gastos com invalidez.

Em 2006, para testar o conceito, o IAPT selecionou a cidade de Doncaster em Yorkshire e a comarca de Newham perto de Londres como locais de demonstração na Inglaterra e enviou uma pequena brigada de terapeutas para cada um desses lugares. No decorrer de um ano, 1.900 pessoas foram tratadas, das quais mais da metade foi descrita como curada no final do tratamento. Além disso, 5% dos pacientes desempregados estavam trabalhando novamente no final daquele ano. Desde então, o programa foi implantado em todo o Reino Unido e trata cerca de 600 mil pessoas com depressão ou ansiedade por ano – uma realização surpreendente no campo da saúde mental. Calcula-se também que o programa economizou para o sistema de saúde mais de £ 1 mil por paciente, o que cobre o custo do tratamento.

Como em qualquer iniciativa de grande porte, a equipe do IAPT teve alguns contratempos, pois os terapeutas lutavam para dar conta de tantos casos e pacientes que reclamavam do tempo de espera. No entanto, para Richard Layard a questão fundamental era clara. "A maior causa de sofrimento humano são as doenças mentais", afirmou ele. "Alguém que esteja doente mentalmente deve ter o mesmo acesso a tratamentos que alguém que esteja doente fisicamente. O melhor investimento monetário para a felicidade é tratar as doenças mentais."

DOMANDO O MACACO LOUCO NA MENTE

Logo após me formar na faculdade, quando a maioria dos jovens inicia uma vida profissional útil e produtiva, peguei minha bicicleta e fui conhecer o mundo. Passei oito anos organizando e fazendo três expedições pelo globo. Com uma turma sempre diferente de amigos, fui do Alasca à Argentina, rodei a União Soviética e percorri toda a África. Somando tudo, pedalei 80.467 km, como um centauro moderno carregando 45 kg de suprimentos e equipamentos em quatro alforjes bojudos.

Ao longo das viagens, meus amigos e eu tivemos malária, giardíase, disenteria e vermes intestinais, entre outros desconfortos. Ficamos perdidos no Saara, pedalamos 32 dias pelo Congo que quase não tem estradas e onde trocamos canetas Bic por bananas, e fomos atacados com bastões na África do Sul. No leste da Sibéria, empurramos nossas bicicletas em um pântano por 643 km. Eu poderia me estender, mas você já entendeu o que quero dizer: nós passamos por muitos apuros. Mas nada foi mais difícil do que o que me aconteceu após todas essas viagens de bicicleta, quando tive de ficar sentado em posição de lótus em um templo no norte da Califórnia e em silêncio quase total por dez dias. Até hoje sinto os efeitos dessa experiência que tive há mais de 15 anos.

Na época, uma separação amorosa difícil havia me devastado emocionalmente. Eu não dormia bem, sentia cansaço o dia inteiro e nada despertava meu interesse. Além disso, fiquei obcecado achando que o mundo conspirava para me deixar triste e que eu sempre seria infeliz. Eu não conseguia acreditar que poderia ser feliz novamente.

Então, li uma reportagem sobre um tipo de meditação guiada chamada Vipassana – que significa "insight" ou "ver claramente". Essa técnica prometia dar acesso à sabedoria interna e a capacidade de ver o mundo de uma maneira mais calma e equilibrada. Forma de meditação mais antiga do budismo, ela sugeria que, após ver claramente, seria difícil "deixar de ver".

Ouvi falar que a Vipassana fora usada em um programa para acalmar criminosos empedernidos na prisão da comarca de King, em Seattle. Um estudo de acompanhamento de dois anos mostrou que aqueles que praticaram meditação por apenas dez dias ficaram 20% menos propensos a voltar a cometer crimes. O relatório também mostrou que a Vipassana era efetiva para reduzir o abuso de álcool e drogas, diminuir sintomas psicopatológicos e aumentar comportamentos positivos. Se ela conseguia reprogramar o cérebro de um criminoso, será que conseguiria também dar um curto circuito em um cérebro deprimido? Valia a pena tentar.

Após minha inscrição ser aceita, peguei um avião em Minneapolis e fui para Fresno, na Califórnia, onde segui de táxi para um retiro próximo ao Parque Nacional Yosemite. No terreno ondulado de vários hectares havia meia dúzia de acomodações espartanas, uma sala de refeições e um grande templo elevado. Uma centena de pessoas, 50 homens e 50 mulheres, estava lá para o retiro de dez dias. Não vi iogues, gurus ou monges com mantos cor de açafrão. O centro era administrado, principalmente, por voluntários que usavam roupas comuns.

No primeiro dia, bem cedo, um desses voluntários, um alemão elegante de meia-idade, com cabelo raspado, óculos de armação metálica e uma dicção notavelmente perfeita nos cumprimentou rapidamente e, então, despejou uma série de regras. Ele disse que nos próximos dez dias deveríamos ficar totalmente em silêncio. Exceto em emergências e em uma conversa diária opcional de cinco minutos com o professor, nós não falaríamos com ninguém.

Ele nos pediu para prometermos algumas coisas simples e semelhantes aos votos feitos por monges budistas. Nós concordamos em não sair do terreno nem nos comunicar com o mundo externo. Prometemos não matar nenhum ser vivo, incluindo insetos, se abster de relações sexuais, não contar mentiras, não roubar e não ingerir substâncias intoxicantes. A seguir, ele pediu que nós não escrevêssemos, lêssemos ou nos envolvêssemos com qualquer outra forma de comunicação. E também recomendou que quem tivesse uma religião a deixasse "na prateleira" durante a estada e que evitássemos exercícios, a não ser caminhadas contemplativas no terreno. Então, ele ficou bem sério.

"O primeiro dia não é difícil, mas o segundo é", disse ele. "A maioria de vocês vai chorar no terceiro dia e querer ir embora. É provável que vocês chorem de novo no oitavo dia. Se alguém achar que não consegue aguentar essas regras e ficar aqui em silêncio por dez dias, pode partir agora." A partir daí, ficamos comprometidos.

Passei os próximos dez dias circulando entre o templo de meditação, a sala simples onde eram servidas refeições vegetarianas e a acomodação espartana que eu dividia com mais seis homens. Meus companheiros de quarto eram um velho astro de rock que havia ido fundo nas drogas, um artista, um massoterapeuta, um cientista especializado em laser e uma dupla de escaladores de Yosemite que entrou no retiro para melhorar sua concentração.

Um facho de luz atravessava a claraboia no alto do templo, enquanto passávamos longas horas em silêncio. Nos três dias iniciais, ficamos concentrados apenas em respirar pelo nariz mantendo a boca fechada. Achei isso extremamente difícil. Minhas costas e os joelhos doíam, e tive câimbra nas pernas. Minha mente girava sem parar em torno de perdas e remorsos, e fiz planos desesperados para fugir. Eu não conseguia me concentrar por mais de 15 segundos de cada vez.

No terceiro dia, percebi que minha mente havia desacelerado o suficiente para que as emoções acompanhassem os pensamentos. Como o instrutor previu, meus olhos se encheram de lágrimas. Durante esse dia, as pessoas à minha esquerda e à direita, às vezes, também choravam.

Passamos o quarto e o quinto dias prestando atenção em um ponto diminuto entre o lábio superior e as narinas. Isso também era incrivelmente difícil. A rampa de muco, como eu chamava esse ponto, dava pouca estimulação para minha mente desenfreada. Perto do final do quinto dia, nosso instrutor apresentou a técnica da Vipassana e disse para mudarmos o foco do lábio superior para o alto da cabeça. Após um ou dois minutos, senti meu couro cabeludo tinindo com uma sensação de baixa voltagem. Descobri que conseguia direcionar essa sensação para baixo, passando pelo rosto, o pescoço, o braço direito, depois o braço esquerdo e assim por diante. A sensação era elétrica e continuei movimentando-a por mais duas horas.

A Vipassana, como a maioria das técnicas de meditação, tem poucos princípios básicos. Primeiro, ela presume que no âmago todos nós somos basicamente bons e que se pararmos por tempo suficiente para ouvir nossa voz interior, tomaremos decisões melhores nos relacionamentos, no trabalho, na saúde e na vida espiritual.

Segundo, ela presume que realmente não controlamos nossos pensamentos, os quais funcionam sozinhos como a digestão e a respiração.

Terceiro, ela presume que, sem ajuda, sobretudo neste mundo hiperconectado e atribulado, nossos pensamentos ficam ainda mais descontrolados. (Se eu lhe dissesse para parar de ler isto imediatamente e pensar em nada, provavelmente você não conseguiria. Seus pensamentos girariam em torno de lembranças, planos, fantasias sexuais ou imaginar o que haverá na próxima página deste livro.) Muitas pessoas que meditam comparam essas movimentações dos pensamentos com um macaco selvagem – daí o termo "macaco louco na mente" usado para descrever o estado mental corriqueiro.

Quarto, a Vipassana presume que é possível desacelerar a mente para que nossos pensamentos se sucedam com lentidão suficiente para observá-los e até sentir as emoções associadas a eles. Um gesto de bondade, um trabalho bem feito, um momento de desprendimento tendem a ocasionar o tipo de sentimento positivo que perdemos quando a mente está ricocheteando de um pensamento ao outro. Da mesma forma, uma gabolice ou uma palavra ferina tendem a engendrar sentimentos negativos. Se nos condicionássemos a sentir essas emoções, ensina a Vipassana, não precisaríamos do Corão ou dos Dez Mandamentos para distinguir entre o certo e o errado.

Quinto, a Vipassana presume que para desacelerar a mente é preciso se concentrar em algo externo (como a respiração, sensações na pele ou um mantra) e deixar os pensamentos emergirem à vontade. Só então podemos observar o pensamento – a lembrança, a preocupação ou o plano – e deixá-lo sair da mente. Quando não deixamos o pensamento nos dominar, ele perde energia e se esvai. Ou seja, se pusermos o macaco louco em uma jaula, ele acabará se sentando.

Com a mente desacelerada, as brechas entre os pensamentos se alargam o suficiente para deixar nossa voz interior basicamente boa alcançar a mente consciente. E é nisso que reside o poder da Vipassana: como a sabedoria é formada pelo conhecimento e a experiência, ela nos dá a capacidade de perceber o que realmente sentimos em relação ao que temos feito na vida. Como o passado já se foi e o futuro é incerto, a única certeza é o presente. Se conseguirmos desacelerar a mente por tempo suficiente e vivenciar plenamente o presente, temos a chance de observar de fato nossos pensamentos e controlá-los, em vez de deixar que eles nos controlem.

Às vezes velhas lembranças vêm à tona. No processo de observá-las, podemos ver as sensações que acarretam. Por exemplo, lembro-me de certa vez em que meu pai notou um ponto amassado no carro da família. Ele imaginou que alguém havia batido no carro e fugido. Na verdade, eu é que havia amassado o carro, mas como meu pai não me perguntou diretamente o que acontecera, preferi não contar. Durante a Vipassana, não só me lembrei do incidente, como também tive a mesma sensação ruim ligada ao fato de mentir, embora mais tênue. E me lembrei de outros episódios de falta de honestidade e dos sentimentos resultantes. Agora eu tinha a sabedoria e a resolução de não repetir essas coisas.

Saí do retiro de dez dias de Vipassana completamente zonzo e vendo amebas flutuando em meu campo de visão. Eu estava em um estado de estupor eufórico e mal podia falar. Arrumei a bagagem e fui para o aeroporto. No caminho, parei para almoçar em um Denny's, mas o alarido confuso de tanta gente falando ao mesmo tempo me acabrunhou e tive que sair.

Nos dias que se seguiram, descobri que conseguia me concentrar melhor do nunca. Embora essa sensação tenha se esvaído após umas duas semanas, o sentimento visceral de discernir o certo e o errado permaneceu, e os insights que tive durante aqueles dez dias meditando se tornaram parte do meu cerne psicológico. Até hoje, 15 anos depois, ainda consigo focar minha mente, observar meus pensamentos e sintonizar bem meu comportamento e reações com os outros. E não sou o único que achou isso útil. Vários estudos científicos comprovam que a Vipassana é efetiva para reduzir a impulsividade e administrar o estresse.

Mas o valor maior da experiência foi certa reengenharia cerebral que mudou minha visão de mundo. A mera redução dos ruídos em minha cabeça gerou *insights* que jamais esquecerei. Isso esclareceu meu propósito, o qual permanece evidente até hoje, e me deu uma ferramenta duradoura para desacelerar sempre que for preciso.

Há pouco tempo, conheci uma advogada de direitos humanos chamada Amandine que passou muitos anos ajudando pessoas no Afeganistão. Em 2004, ela estava trabalhando para a ONU, em Cabul, com educação cívica quando três colegas seus foram raptados. Ela foi retirada às pressas do país. Com transtorno de estresse pós-traumático, Amandine buscou alívio para seu tormento interno na Índia, onde passou a praticar ioga e meditação Vipassana. Em 2011, ela voltou a Cabul com um senso renovado de propósito. Sua nova missão era promover a paz e a não violência por meio da ioga e da meditação junto a refugiados, deslocados, prisioneiros, estudantes e outros afegãos.

Perguntei se ela achava que a Vipassana a havia mudado para sempre.

"Claro!", disse ela. "Foi uma experiência transformadora. Atualmente, minha vida se parece menos com uma montanha-russa e estou mais sintonizada, compassiva e solidária com as pessoas." Falando inglês com um gracioso sotaque francês, ela comentou que a Vipassana a ensinou a ver os pensamentos como nuvens passando no céu, o que lhe deu controle sobre suas emoções confusas.

"Para mim, a meditação equivaleu a dar uma banana para meu macaco e domá-lo, para que ele não fique pulando a cada segundo na minha vida", comparou ela. "Encontrei uma paz interior que jamais havia sentido."

Isso me soou como algo familiar.

ESQUEMA PARA A FELICIDADE INTERIOR

Há quem suponha que tudo é determinado pela personalidade inata. Algumas pessoas têm a sorte de nascer alegres e outras são destinadas à rabugice por toda a vida. Psicólogos cognitivos, porém, afirmam outra coisa, assim como as experiências que temos trabalhando com comunidades engajadas no Projeto *Blue Zones*. É possível sintonizar internamente seu quociente de felicidade desde que você reconheça seus dons e talentos e utilize-os em benefício dos outros, cerque-se de bons amigos, envolva-se com metas desafiadoras e evite a negatividade gratuita em seus pensamentos – passos-chave no processo. Composta pelo que aprendemos e pela visão de especialistas, aqui está uma lista de coisas viáveis para programar seu eu interno em prol da felicidade duradoura:

1. Defina seu propósito. Conforme descobrimos nos lugares mais felizes e com as pesquisas de especialistas, estar empenhado em algo maior do que si mesmo é fundamental para uma vida mais interessante e feliz.

Lições: Reflita sobre o que o faz se sentir vivo. Richard Leider recomenda fazer um balanço pessoal e ensina uma fórmula simples para obter clareza: Dons (o que você tem a oferecer) + Paixão (o que realmente o empolga) + Valores (o que você acha mais importante) = sua Vocação. Ao descobrir o ponto de interseção entre suas maiores capacidades, paixão e valores, você define o propósito. Faça também o exercício a seguir:

- Imagine que tem US$ 10 milhões no banco.
- Anote cinco coisas que você faria.
- Escolha uma das cinco e estabeleça um prazo de três anos para realizá-la.
- Anote o que conseguiu em cada um dos três anos rumo à sua meta.
- Faça uma lista com três coisas que você pode fazer agora tendo em vista sua meta.

2. Aprenda a arte da amabilidade. Pesquisas comprovam que sorrir, confiar e doar seu tempo aos outros geram felicidade. Ser aberto e acessível também ajuda a romper estereótipos em relação a estranhos – nunca se sabe com quem você pode se identificar ou quem pode se tornar um amigo. Segundo pesquisas, as pessoas frequentemente são demasiado pessimistas sobre os riscos de conhecer os outros, mas agora que você sabe ter muito a ganhar, tente dar o primeiro passo e iniciar a conversa.

Lições: Se nasceu amável, você tem uma grande vantagem. Caso contrário, faça um esforço para aprender habilidades sociais, como ser um bom ouvinte, cumprimentar as pessoas chamando-as pelo nome e usando linguagem corporal positiva, como manter o contato visual e não cruzar os braços. Acolha bem as ideias dos outros e estimule-as mais. Para cada comentário negativo, faça pelo menos três comentários positivos para cada um de seus amigos e familiares. Tente falar com pessoas que você encontra frequentemente nos meios de transporte. Faça perguntas e ouça atentamente as respostas. Mesmo que seja tímido, aja de forma extrovertida.

3. Concentre-se nos outros. Doar tempo e dinheiro geralmente fomenta mais bem-estar do que o esperado. Voluntários tendem a emagrecer, a se sentir mais saudáveis, têm menos chance de sofrer um ataque cardíaco e pontuam mais alto em todos os quesitos da felicidade.

Lições: Desvie o foco de si mesmo. Faça uma lista de coisas que ajudarão a tornar os outros felizes e dedique tempo a isso.

Doe dinheiro regularmente ou seja voluntário em uma igreja ou obra humanitária. Comece comprometendo-se a atuar uma vez por mês, de preferência de maneira que aproveite bem suas habilidades, e seu envolvimento provavelmente aumentará à medida que você reconheça os benefícios de doar. Pratique também atos aleatórios de gentileza, como servir café para um colega de trabalho, telefonar para os amigos e dizer que está pensando neles, e ajudar uma vizinha a levar as sacolas de compras para casa.

4. Saia de sua zona de conforto. Todos nós temos uma "zona de conforto" – um construto psicológico e comportamental no qual nossas atividades e pensamentos se encaixam em um padrão rotineiro. A zona de conforto é uma adaptação saudável que ajuda a funcionar com eficiência e a minimizar o estresse e os riscos – é por isso que somos programados para buscar o conforto. Mas é essencial sair da zona de conforto para fazer transições e crescer; colocar-se em situações ligeiramente desconfortáveis é um impulso importante para alcançar metas. Correr riscos, apesar do temor de fracassar, pode melhorar muito seu desempenho e aumentar sua criatividade, o que tem impactos duradouros sobre a qualidade de vida.

Lições: Experimente coisas novas, mesmo sabendo que talvez não seja bom nisso. Mesmo que seja o pior patinador no gelo e caia, o que vale é a experiência. Aceite os fracassos sem drama. Deixe seu círculo social, seu local de trabalho e sua comunidade lhe apresentarem novas possibilidades, mas também aprenda a hora certa de dizer "não, obrigado".

5. Pratique meditação. Estudos mostram que a meditação tem efeitos positivos sobre as emoções, a fisiologia, o estresse, as capacidades cognitivas e a saúde. Ela desacelera a mente facilitando que você veja claramente as coisas importantes na vida. Isso é como aprender a andar de bicicleta: após dominar as posturas, isso se torna inesquecível e você pode fazer isso inúmeras vezes para colher os benefícios ao longo da vida.

Lições: Caso seja como eu, você está farto de ouvir a recomendação para meditar. Mas ela funciona, e basta aprendê-la para se beneficiar em longo prazo. Eu recomendo que todos experimentem fazer a Vipassana pelo menos uma vez na vida. Para saber mais a respeito, procure Vipassana no Google, um bom professor, alguma aula aberta ao público ou vídeos de Jack Kornfield, Jon Kabat-Zinn e Tara Brach. Cada instrutor tem um estilo, então procure até achar alguém com quem você se afine.

6. Mantenha a fé. Na maioria dos países, as pessoas religiosas são mais felizes do que as outras. Um estudo feito, em 2015, pela London School of

Economics e o Centro Médico da Universidade Erasmus, na Holanda, descobriu que frequentadores assíduos de cultos em uma igreja, mesquita ou sinagoga sentiam uma melhora mais significativa na saúde mental do que pessoas que se envolviam apenas em outras atividades sociais.

Lições: Caso seja religioso, frequente os cultos regularmente. Caso contrário, reserve tempo para visitar meia dúzia de locais de culto para ver se algum é adequado a seu modo de pensar. Mas se não tem interesse por religião alguma, procure grupos em sua área com os quais possa partilhar e praticar suas crenças espirituais. Independentemente daquilo em que você acredita, engajar-se regularmente em uma prática espiritual pode influenciar sua vida de uma maneira profundamente positiva.

CONCLUSÃO
O PODER DA FELICIDADE

*Algo para fazer, alguém para amar, algo para dar
e algo por que aguardar ansiosamente.*

Minha intenção foi oferecer as melhores informações do mundo para você criar um esquema em prol de uma vida melhor, mas talvez seja difícil lembrar-se disso tudo e botar em prática. Então, a solução é o que chamo de *Power 9* da Felicidade.

Quando escrevi *The Blue Zones: Lessons for Living Longer From the People Who've Lived the Longest [Zonas Azuis - A Solução para Comer e Viver como os Povos mais Saudáveis do Planeta],* identifiquei os nove denominadores comuns nos lugares que apresentam maior longevidade em termos mundiais e os resumi em uma pirâmide intitulada *Power 9* – já apresentada na p. 23 do livro. Esse recurso visual ajuda a memorizar as dicas. Agora vou me empenhar ao máximo para resumir tudo o que aprendi sobre a felicidade no mesmo tipo de gráfico compacto.

Ao longo de anos observando o trabalho nas comunidades de demonstração do Projeto *Blue Zones,* aprendi que, quando uma comunidade toma medidas visando a saúde e a longevidade, seus integrantes também se tornam mais felizes.

Por isso, como parte do pano de fundo deste livro, nós convocamos o Painel *Blue Zones* de Consenso de Felicidade. Uma de suas tarefas foi identificar estratégias viáveis e efetivas para os indivíduos terem felicidade duradoura. O painel apresentou mais de 120 sugestões e, quando solicitado a classificá-las por efetividade, muitos temas que subiram para o topo de sua lista não por acaso eram os mesmos que havíamos identificado como as características-chave dos lugares mais felizes que visitamos: investir na família e nos amigos, achar uma religião compatível e praticá-la, e viver perto da natureza. Outras ideias menos duradouras, porém efetivas, incluíam se manter ativo diariamente, focar a felicidade dos outros, continuar aprendendo, ser generoso e gentil com as pessoas, e fazer trabalhos voluntários.

Separadamente, minha equipe fez uma revisão da literatura acadêmica para encontrar todas as técnicas baseadas em evidências para melhorar o afeto positivo diário (prazer), as metas de vida (propósito) e a satisfação com a vida (orgulho), que são três vertentes da felicidade. Analisamos essas estratégias sob o ponto de vista da sustentabilidade, questionando quais fariam de fato uma diferença duradoura. Eu não acredito que pedir que você mude seu comportamento adiante muito: a maioria das pessoas se esquece, não mantém a disciplina ou se entedia após poucos meses. Portanto, minha questão era quais dessas técnicas baseadas em evidências poderiam fazer uma diferença duradoura na vida das pessoas.

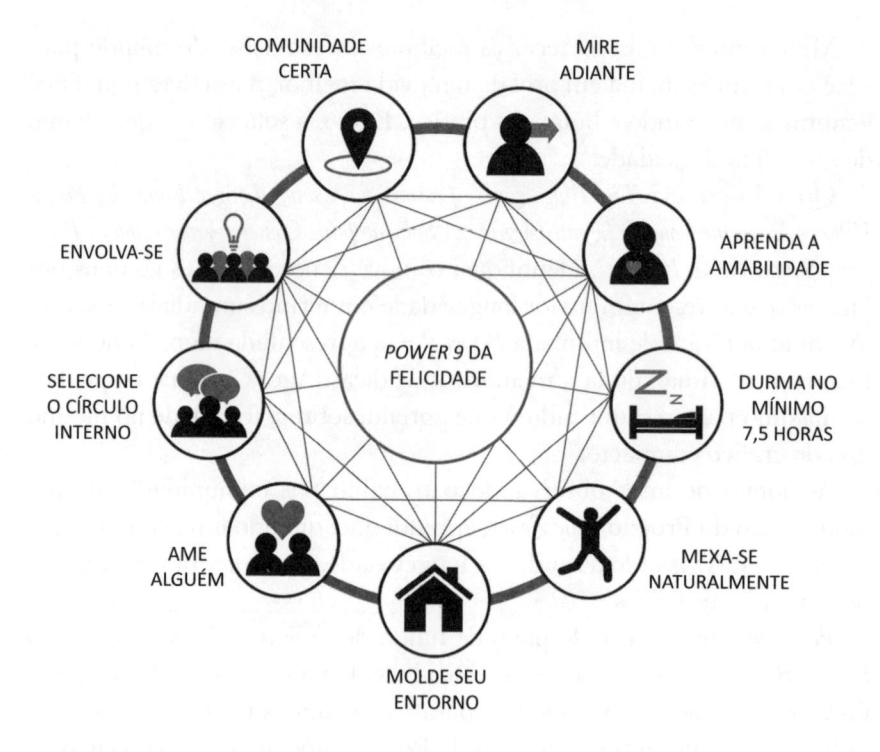

POWER 9 DA FELICIDADE: COMUNIDADE CERTA, MIRE ADIANTE, APRENDA A AMABILIDADE, DURMA NO MÍNIMO 7,5 HORAS, MEXA-SE NATURALMENTE, MOLDE SEU ENTORNO, AME ALGUÉM, SELECIONE O CÍRCULO INTERNO, ENVOLVA-SE.

A centralização de anos de trabalho com as comunidades *Blue Zones* com as visitas aos lugares considerados mais felizes no mundo, os resultados do nosso Painel do Consenso de Felicidade e as conclusões das melhores pesquisas que pude achar resultou no *Power 9* da Felicidade, um resumo das melhores maneiras de moldar permanentemente seu entorno para a felicidade:

Lição 1

Amar alguém. Relacione-se com alguém compatível que partilhe seus interesses e valores, e cuja companhia você aprecie. Pesquisas mostram que há mais propensão a ser feliz se você for casado ou tiver um relacionamento sólido. A maioria dos solitários é infeliz. Além disso, escolher o parceiro *certo* pode determinar 90% da sua felicidade pessoal.

Lição 2

Círculo interno. Crie um círculo de pelo menos três amigos animados com quem você tenha conversas proveitosas e para os quais possa pedir ajuda nos momentos difíceis. Conforme reza o ditado, diga-me com quem andas e eu te direi quem és. Agora, pesquisadores dizem que de fato você começa a *se tornar* como suas companhias – obesidade, abuso de drogas e álcool, tabagismo e até infelicidade são contagiosos. De fato, sua felicidade aumenta cerca de 15% a cada novo amigo feliz que entra em seu círculo social.

Lição 3

Envolva-se. Saia de casa. Identifique seus interesses, então entre em um clube, um time ou uma organização cívica compatível. Seja voluntário. Caso seja religioso, frequente regularmente sua igreja. Experimente coisas que o deixam inseguro ou desconfortável. Pessoas curiosas investem em atividades que as fazem atingir picos psicológicos mais altos, e a felicidade é um subproduto de estar inteiramente envolvido. Nosso painel de especialistas descobriu que, muitas vezes, é mais importante apenas se esforçar para *fazer algo* do que *o quê* você já faz.

Lição 4

Aprenda a amabilidade. Algumas pessoas nascem amáveis, mas outras – como eu – têm de adquirir esse traço. Cultive a generosidade e a empatia; seja interessado e interessante, aprenda habilidades sociais. Felicidade e infelicidade são contagiosas, e ambas partem de *você*. A tendência geral é gostar de pessoas que se importam conosco, que realmente nos ouvem, que contam boas histórias e que são generosas com seu tempo e recursos. Esse tipo de pessoa contribui para nossa felicidade e, não coincidentemente, busca essas qualidades em nós. Aja de maneira extrovertida, mesmo que você seja tímido. Faça pelo menos três comentários positivos para cada comentário negativo que você profere.

Lição 5

Mexa-se naturalmente. Uma dose diária de atividade física é um coquetel potente de felicidade, pois melhora o humor, libera endorfinas, aumenta a energia, melhora o sono, reduz as chances de obesidade e doenças crônicas, tende a ser uma atividade social e pode torná-lo mais atraente. Caso esteja entre a porcentagem ínfima de pessoas que têm tempo, disciplina e desejo de se exercitar 30 minutos por dia, você é afortunado. Caso contrário, encontre oportunidades para se movimentar naturalmente dentro de sua rotina e hábitos, como caminhar ou ir pedalando para o trabalho. Caso você trabalhe sentado, experimente trabalhar em pé ou até em uma esteira, ou faça pausas a cada meia hora e ande um pouco.

Lição 6

Mire adiante. Concentre-se em coisas significativas, estabeleça metas e monitore seu progresso. Pesquisas indicam que pessoas que estabelecem metas e as monitoram são mais felizes em longo prazo, talvez porque sejam mais propensas a conseguir o que querem na vida, embora possam fazer previsões equivocadas mais da metade do tempo. Ou, talvez, porque o processo em si seja agradável para elas. Seja como for, você só tem a ganhar com isso.

Lição 7

Durma mais de sete horas. Estabeleça rotinas que propiciem pelo menos sete horas e meia de sono por noite. O Laboratório do Sono de Cornell, que acompanhou os hábitos noturnos de norte-americanos durante décadas, descobriu que a maioria das pessoas precisa dormir entre sete horas e meia e nove horas por noite. A Gallup descobriu que quem dorme menos de seis horas por noite é 30% menos feliz do que quem dorme o suficiente. Dormir pouco é quase sempre uma má ideia; você fica menos produtivo e criativo, tem menos energia e acaba perdendo tempo em longo prazo porque a falta de sono encurta a vida.

Lição 8

Molde o entorno. Organize sua casa, local de trabalho, finanças, círculo social e vida interior para favorecer a felicidade. Tentar mudar o comportamento para favorecer a felicidade quase nunca dá certo em longo prazo, mas a ciência prova que é possível moldar seu entorno para atrair mais felicidade. Ao longo deste livro, apontei algumas maneiras de remodelar cada um dos círculos concêntricos de seu raio existencial, mas tenho certeza de que você, seus amigos e entes queridos podem descobrir mais a esse respeito.

Lição 9

Comunidade certa. Entre tudo que se pode tentar para aumentar a felicidade, a medida mais efetiva e duradoura é escolher viver em uma comunidade que apoie o bem-estar. Ou, então, se esforçar para remodelar a comunidade na qual a pessoa já mora – melhorar as escolas, tornar as ruas boas para pedestres e facilitar o acesso a alimentos saudáveis. Nós vimos pessoas que viviam em áreas presas em uma espiral descendente reverterem a situação e ficarem mais saudáveis e felizes, graças a mudanças deslanchadas pelo Projeto *Blue Zones*. Para outras, a melhor resposta pode ser simplesmente se mudar. Nós vimos imigrantes que se mudaram de países problemáticos para lugares mais felizes, como o Canadá, absorverem os níveis de felicidade desse novo país ou comunidade no prazo de um ano.

Passei anos observando, entrevistando, viajando e ouvindo especialistas para chegar a esses princípios que formam o *Power 9* da Felicidade. Essa lista pode parecer simples e óbvia, mas garanto que ela é aprovada mundialmente.

E há uma lição ainda maior:

Você não consegue tudo sozinho. Usando um clichê, isso requer a participação do vilarejo, do bairro, da comunidade, da cidade, do Estado ou do país. Você só consegue redirecionar sua vida para mais felicidade e bem-estar quando o ambiente em que você vive o apoia. Se seu ambiente o incita a fazer escolhas mais saudáveis, você se torna mais feliz.

Imaginei que podemos usar o regime alimentar para fazer uma analogia. Muita gente precisa perder peso e isso requer incluir mais frutas e legumes no cardápio diário, e diminuir o consumo de açúcar, gordura e alimentos processados. Parar de comer assim que for suficiente e fazer mais exercícios. É tudo muito óbvio, certo? Então, por que as pessoas não fazem isso? Porque essa longa lista de providências equivale a um fardo sobre a força de vontade e a determinação do indivíduo. E, afinal de contas, somos humanos cheios de falhas. As pessoas podem seguir o regime por um dia, uma semana ou até um mês, mas acabam desistindo e voltam a abocanhar o lanche que estiver mais à mão, a almoçar em um *drive-through*, a usar o tempo livre para descansar e a dirigir por apenas algumas quadras em vez de andar. O mundo atual é repleto dessas praticidades nocivas!

E aí está a questão. Se o mundo em que você acorda todo dia fosse projetado para apoiar escolhas mais saudáveis, aquela dose extra de força de vontade não seria necessária. Se a mercearia que você frequenta tivesse os melhores produtos, se seus amigos aparecessem toda tarde para vocês caminharem juntos, se seu bairro tivesse calçadas e ciclovias bem mantidas, se seu local de trabalho fosse perto de casa, seria muito mais fácil fazer as escolhas que indiquei neste livro, as quais comprovadamente geram mais bem-estar!

E é por isso que comecei a discussão no livro sobre o círculo mais externo do raio existencial: o país e a comunidade. Passei anos visitando comunidades nos Estados Unidos e pelo mundo, e pude perceber que os lugares mais felizes têm líderes empenhados em efetuar mudanças para o bem de todos. Estou me referindo à Costa Rica, onde prevalece uma cultura de paz, tolerância e prazer; à Dinamarca, onde os jovens são estimulados a gastar o tempo que for necessário para descobrir sua vocação; e a Cingapura, onde todos gostam de trabalhar duro e se orgulham disso. Estou igualmente me referindo aos êxitos observados nas comunidades norte-americanas que aderiram ao Projeto *Blue Zones* – Albert Lea, em Minnesota, as cidades praianas na Califórnia e Fort Worth no Texas. Todas essas nações e comunidades foram moldadas por líderes corajosos e visionários que insistiram em mudanças, a fim de incitar os cidadãos a fazerem escolhas que tornariam suas vidas mais felizes.

O que tudo isso indica? Que você deve se envolver em esforços locais ou regionais para transformar seu próprio entorno. E, nesse meio-tempo, mantenha o *Power 9* da Felicidade em mente para você e os entes queridos. Partilhe essas ideias com a família, o círculo de amigos íntimos, os vizinhos e os colegas de trabalho. Escolha uma lição e veja o que pode fazer para remodelar o ambiente que você partilha com eles, criando estímulos em prol de mais bem-estar. Quanto mais a mensagem for divulgada, maior a chance de a mudança ocorrer e de seu ambiente ficar mais feliz.

APÊNDICE

O PROJETO *BLUE ZONES* DE CONSENSO DE FELICIDADE

RESULTADOS DO CONSENSO

Usando o método Delphi, nosso painel internacional de especialistas compôs uma lista de mais de 120 estratégias para promover a felicidade e o bem-estar, da qual extraiu as dez melhores políticas públicas e as dez melhores medidas pessoais. Durante meses, eles classificaram as melhores ideias nesse sentido segundo seu grau de efetividade e viabilidade, debateram os resultados e as classificaram novamente para chegar ao seguinte:

Dez melhores políticas públicas
(*Por ordem decrescente de efetividade e viabilidade*)

1. Promover o voluntariado e o serviço nacional
2. Mensurar o bem-estar nacional
3. Enfocar as pessoas menos felizes
4. Combater a discriminação
5. Dar liberdade para a tomada de decisões importantes
6. Investir em educação
7. Ensinar habilidades socioemocionais nas escolas
8. Apoiar as famílias
9. Priorizar a prevenção na área de saúde
10. Prover atendimento grátis à saúde

Dez melhores medidas pessoais
(*Por ordem decrescente de efetividade e viabilidade*)

1. Priorizar os amigos e a família
2. Ser membro de um clube, um time esportivo ou uma organização cívica ou religiosa
3. Aprender a arte da amabilidade
4. Fazer pelo menos 30 minutos de exercício físico diariamente
5. Enfocar a felicidade dos outros
6. Ter um melhor amigo no trabalho
7. Monitorar sua saúde
8. Viver junto mediante a escolha do cônjuge certo
9. Saborear a vida a cada momento e na expectativa de futuros acontecimentos positivos
10. Estabelecer metas significativas e monitorar seu progresso

PERFIS E RECOMENDAÇÕES DE ESPECIALISTAS

Dan Ariely
Universidade Duke
Durham, Carolina do Norte

Ariely é professor de psicologia e economia comportamental da cátedra James B. Duke na Universidade Duke e membro fundador do Center for Advanced Hindsight. É também autor dos best-sellers *Previsivelmente irracional, positivamente irracional – os benefícios inesperados de desafiar a lógica em todos os aspectos* e *A mais pura verdade sobre a desonestidade*.

"Eu faço pesquisas sobre economia comportamental e tento descrevê-las de maneira acessível", escreve Ariely. "Fiquei absorvido pela ideia de que nós repetida e previsivelmente tomamos as decisões erradas em muitos aspectos de nossas vidas e que as pesquisas podem ajudar a mudar alguns desses padrões."

Principais recomendações

Políticas públicas: Quando solicitado a dar recomendações sobre políticas que produziriam felicidade duradoura, Ariely disse: "Se eu fosse o governo, postularia algum tipo de serviço cívico para os jovens nem que fosse por apenas três ou seis meses. Isso seria como um caldeirão, pois eles teriam de participar e experimentar coisas novas, como se tornar voluntário e se ver como parte do coletivo de uma maneira mais profunda. Hoje em dia, há carências em termos de uma compreensão de nossa sociedade, de um cuidado em relação a ela e de sentir que somos ligados a ela".

Ariely cresceu em Israel, onde descobriu que o exército é ótimo para acabar com estereótipos. "É maravilhoso haver uma comandante mulher no exército dando as ordens, sobretudo para rapazes fazerem flexões ou o que mais ela mandar, pois esse começo da vida adulta dá uma percepção do mundo mais propícia à felicidade."

Práticas pessoais: Ariely dá duas sugestões para fomentar a felicidade pessoal: "1) Ter mais controle sobre a própria vida; e 2) Saber que o descontrole resulta em desamparo, prejuízo ao sistema imunológico e muitas dificuldades, ao passo que o senso de controle, que se adquire de várias maneiras, é extremamente importante". Nós temos controle sobre o quê comemos, o quê compramos, como trabalhamos, como administramos o tempo com nossos filhos etc. Segundo Ariely, é fundamental estar bem ciente de cada uma dessas coisas e tentar ganhar mais controle.

O segundo ponto de Ariely é que nem sempre sabemos o que de fato nos faz felizes. Ele explica: "Você pode dizer, *ah, umas férias na praia me deixariam feliz. Ou escrever um livro me faria feliz. Ou fazer carpintaria ou fazer mais exercícios, ou achar uns camaradas para tomar uns drinques*". Mas o fato é que realmente não sabemos se isso nos fará bem ou não, pois não sabemos muito sobre nossa própria felicidade. Por isso, sua segunda recomendação é: "Experimente mais como se isso fosse uma ciência pessoal".

Mak B. Arvin
Universidade Trent
Peterborough, Ontário, Canadá

Arvin é professor de economia na Universidade Trent, onde é membro do corpo docente há mais de 30 anos, e editor-chefe do *International Journal of Happiness and Development* e do *International Journal of Education, Economics and Development*. "Em minhas pesquisas, analiso questões relativas às consequências da felicidade e como algumas variáveis podem impactá-la", disse Arvin. Além de economia da felicidade, seus interesses de pesquisa incluem microeconomia aplicada, macroeconomia aplicada e economia solidária internacional.

Principais recomendações

Políticas e práticas: Em resposta ao Projeto *Blue Zones* de Consenso de Felicidade, Arvin observa que políticas governamentais e práticas pessoais em prol da felicidade requerem a implementação de medidas para melhorar os seguintes fatores inter-relacionados: 1) saúde física e mental, e atendimento médico; 2) necessidades básicas (alimentação, moradia e roupas); 3) empoderamento e oportunidade; 4) conhecimento; 5) ligações familiares (casamento e filhos); 6) elos com amigos, colegas e comunidades (bairros, congregações religiosas, times esportivos, sindicatos); e 7) êxito. Arvin recomenda que os indivíduos deveriam se lembrar de que a felicidade não é uma meta, e sim um subproduto de outras atividades.

Leonardo Becchetti
Universidade de Roma Tor Vergata
Roma, Itália
Becchetti é professor de economia na Universidade de Roma Tor Vergata, uma instituição pública de pesquisa na capital da Itália. É autor de mais de 360 obras, incluindo 11 livros editados e 86 trabalhos (lançados ou no prelo) em publicações internacionais, e colabora no blog Sustainable Happiness. Ele tem mais de 10 mil seguidores no Twitter (@leonardobecchet).

Principais recomendações

Políticas e práticas: Em suas recomendações ao Projeto *Blue Zones* de Consenso de Felicidade, Becchetti salienta que o desemprego, a desigualdade de renda e comportamentos como beber e jogar têm efeitos prejudiciais sobre a satisfação com a vida. Ele recomenda maior ênfase em educação, senso de propósito, gratidão e relações sociais.

Robert A. Cummins
Universidade Deakin
Melbourne, Austrália
Cummins ocupou uma cátedra de psicologia na Universidade Deakin até se tornar professor emérito em 2014 e é membro da Sociedade Australiana de Psicologia e da Sociedade Internacional de Estudos de Qualidade de Vida. Ele faz pesquisas sobre qualidade de vida, sendo considerado uma autoridade internacional nessa área. Formulou o conceito de que o bem-estar subjetivo está sob controle homeostático, da mesma forma que o corpo mantém sua temperatura estável. Foi o primeiro a demonstrar que cada pessoa tem um "sistema de controle" para seu nível de bem-estar subjetivo e que a composição dominante dessa faceta do bem-estar é "um estado protegido homeostaticamente". Cummins também aplica esse conhecimento para entender a qualidade de vida de deficientes físicos.

Publicou mais de 300 livros, monografias, capítulos, trabalhos acadêmicos, testes e relatórios. Em 2015, lançou o relatório "What Makes Us Happy" [O que nos deixa felizes], com os resultados de 15 anos de pesquisas sobre bem-estar pessoal conduzidas pela Universidade Deakin, usando mais de 60 mil respostas ao levantamento do Índice de Bem-Estar da Australian Unity. Esse índice avalia a satisfação em diversas áreas – padrão de vida, saúde, realização (propósito) na vida, relações pessoais, segurança pessoal, ligação com a comunidade e segurança futura. Acredita-se que o conjunto dessas métricas gere uma medida confiável da sensação de felicidade.

Principais recomendações

Políticas públicas: Em países nos quais os cidadãos estão expostos a violência ou pobreza sistêmica, eliminar essas ameaças é uma prioridade clara, diz Cummins. Em economias desenvolvidas nas quais tais ameaças deixaram de ser sistêmicas, os governos deveriam implantar políticas públicas que reduzam a desigualdade e o desemprego, e proporcionem aos cidadãos renda suficiente, relações de apoio e educação grátis em todos os níveis.

Práticas pessoais: Cummins sugere que o segredo para a felicidade depende de três fatores que compõem o chamado Triângulo Dourado da Felicidade: 1) boas relações pessoais; 2) segurança financeira; e 3) senso de propósito na vida. Ele relatou que, quando esses três elementos estão presentes, quase que certamente se registram níveis positivos normais de sensação de felicidade, seja qual for a idade, renda ou estado de saúde do indivíduo.

Ed Diener

Universidade da Virgínia e Universidade de Utah
Charlottesville, Virgínia, e Salt Lake City, Utah

Diener é professor de psicologia nas universidades de Utah e da Virgínia, além de professor emérito de psicologia na Universidade de Illinois, onde é membro do corpo docente desde 1974. Como cientista sênior desde 1999, Diener orienta a Gallup em pesquisas sobre bem-estar psicológico. Atualmente, ele pesquisa as teorias e mensurações de bem-estar, assim como influências do temperamento, personalidade, aspectos culturais e renda sobre o bem-estar. Estuda também como o bem-estar dos funcionários melhora o desempenho organizacional. Diener foi presidente da Sociedade Internacional de Estudos de Qualidade de Vida, da Associação Internacional de Psicologia Positiva e da Sociedade para Personalidade e Psicologia Social.

Pioneiro em pesquisas sobre felicidade, Diener cunhou o termo abrangente "bem-estar subjetivo" que, em suas palavras, "é o nome científico para a avaliação das pessoas sobre suas vidas". Segundo essa abordagem, as pessoas podem avaliar suas vidas em termos gerais (como satisfação com a vida ou sensação de realização), em termos específicos (como casamento ou trabalho) ou em termos de suas emoções com o que está acontecendo (sentir emoções agradáveis com as avaliações positivas de suas experiências e níveis baixos de sentimentos desagradáveis com as avaliações negativas de suas experiências). Diener explica que a chave é que cada pessoa faça sua própria avaliação da vida, em vez de deixar isso a cargo de especialistas, filósofos ou outros. Pergunte a si mesmo: segundo os padrões que adotei, minha vida está indo bem?

Principais recomendações

Políticas e práticas: Para promover o bem-estar, Diener sugere que os governos deveriam 1) Aumentar os benefícios sociais para quem está desempregado; 2) Apoiar o casamento; 3) Dar melhor cobertura em termos de tratamentos médicos; 4) Implementar medidas para reduzir a poluição do ar; 5) Implantar políticas para fornecer água mais limpa e acesso a espaços verdes, limitar a expansão suburbana e reduzir o tempo de deslocamentos; 6) Fomentar mais interação social em bairros; 7) Oferecer programas de saúde mental; 8) Apoiar medidas contra *bullying*; 9) Apoiar medidas contra a discriminação; 10) Implementar leis mais rígidas contra o tabagismo; e 11) Apoiar licenças parentais mais generosas.

Johannes C. Eichstaedt
Universidade da Pensilvânia
Filadélfia, Pensilvânia

Eichstaedt é um acadêmico renomado que está fazendo doutorado em psicologia na Universidade da Pensilvânia. Ex-físico, cofundou e dirigiu o Projeto Mundial de Bem-Estar em 2011, que agora lança métodos para mensurar os estados psicológicos de populações grandes usando redes sociais, análise de textos e o aprendizado de máquina. Seu trabalho mostrou que a variação geográfica de doenças cardíacas nos Estados Unidos pode ser prevista usando o Twitter – uma descoberta que atraiu a atenção da mídia internacional e foi tema em publicações como *The New Yorker* e *The Washington Post*. Em 2014, a Associação Americana para o Avanço da Ciência elegeu Eichstaedt Líder Emergente em Ciência e Sociedade. Atualmente, ele trabalha com governos e organizações internacionais para mensurar o bem-estar e saúde das populações de forma mais barata e menos invasiva, por meio das redes sociais. Mestre em ciências físicas com ênfase em física de partículas pela Universidade de Chicago, concluiu dois mestrados em psicologia na Universidade da Pensilvânia. Em suas longas expedições de mochila pelo mundo, já esteve no Polo Norte, Sibéria e Himalaia. Eichstaedt pratica tai chi chuan e qigong e, ao longo dos anos, passou temporadas em mosteiros para uma imersão mais profunda nessas modalidades.

Principais recomendações

Políticas públicas: Eichstaedt sugere que os governos deveriam mensurar o bem-estar da sociedade resultante de políticas públicas; estimular organizações filantrópicas sem fins lucrativos e licenças para trabalhadores fazerem serviços voluntários em suas comunidades; conceder licença parental mais longa e oferecer berçários e creches bem-estruturados; e investir mais em educação.

Práticas pessoais: Segundo Eichstaedt, em um mundo ideal os jovens teriam a chance de passar um ano fazendo assistência social após o ensino secundário. Ao explorar diversas atividades e valores, seu senso de propósito se fortaleceria e eles encontrariam algo que se alinhe com os valores universais. Para estimular as pessoas a se interligarem, ele recomenda assumir o papel de mentor, fazer coisas para os outros e treinamento em habilidades socioemocionais.

Bruno Frey
Universidade de Basileia
Basileia, Suíça

Frey é professor visitante permanente de economia política na Universidade de Basileia, assim como cofundador do Centro de Pesquisa em Economia e Bem-Estar nessa cidade suíça. É também diretor de pesquisa do Centro de Pesquisa em Economia, Administração e Artes na Suíça. Além disso, é editor honorário da *Kyklos*, onde foi editor executivo de 1969 até 2015. Anteriormente, foi professor de economia na Universidade de Zurique, professor ilustre de ciência comportamental na Faculdade de Negócios da Universidade de Warwick e professor sênior de economia na Universidade Zeppelin em Friedrichshafen, Alemanha. Ele busca estender a economia além dos padrões neoclássicos, incluindo conhecimentos de outras disciplinas, a exemplo de ciência política, psicologia e sociologia.

Em 2015, Frey ficou em terceiro lugar entre os "economistas importantes" na Suíça, em quinto na mesma categoria na Alemanha, segundo o jornal *Frankfurter Allgemeine Zeitung*, e em primeiro lugar pelo "conjunto da obra" no ranking produzido pelo jornal alemão de negócios *Handelsblatt*.

Principais recomendações

Políticas públicas: Quando solicitado pelo Projeto *Blue Zones* de Consenso de Felicidade a apontar políticas governamentais que promovam o bem-estar, Frey respondeu: "Eu acho que os governos não deveriam maximizar a felicidade". Em sua opinião, os governos deveriam interferir o mínimo na vida dos indivíduos e proporcionar uma educação sólida para que eles encontrem a própria felicidade. É preciso assegurar que todos que queiram trabalhar consigam um emprego; manter a sociedade democrática por meio de participação política; proteger os direitos individuais; descentralizar as tomadas de decisões políticas; e manter um governo honesto. "É impossível obrigar as pessoas a confiarem", acrescenta Frey. "O governo deve se comportar da maneira correta e manter o Estado de direito."

Práticas pessoais: Para aumentar a felicidade individual, Frey sugere buscar e manter boas relações com parentes, amigos e conhecidos. "Essas relações são mais importantes do que pensamos", diz ele. "Hoje em dia, eu tento encontrar meus amigos com mais frequência."

Carol Graham
Brookings Institution
Washington, D.C., Estados Unidos

Graham é da cátedra Leo Pasvolsky na Brookings Institution e professora no College Park da Universidade de Maryland. Foi também vice-presidente na Brookings e consultora especial do diretor-adjunto de administração do Fundo Monetário Internacional. É consultora do Banco Interamericano de Desenvolvimento, do Banco Mundial, do Programa de Desenvolvimento das Nações Unidas e do Instituto Harvard para Desenvolvimento Internacional, ajudando a elaborar programas de redes de segurança pessoal na América Latina, África e Leste Europeu. Apresentou-se várias vezes no Congresso e é sempre entrevistada por veículos de mídia como NBC News, National Public Radio e CNN. Publica artigos no *Wall Street Journal, The Christian Science Monitor, Financial Times* e *The Washington Post*, e suas pesquisas ganharam resenhas em *The New Yorker, New York Times* e *Science*, entre outras publicações. Graças às suas pesquisas, Graham recebeu uma premiação, em 2013, da Sociedade Internacional de Estudos de Qualidade de Vida.

É autora de numerosos livros e artigos acadêmicos sobre pobreza, desigualdade e bem-estar, incluindo *Happiness for All? Unequal Hopes and Lives in Pursuit of the American Dream, Happiness Around the World: The Paradox of Happy Peasants and Miserable Millionaires* e *The Pursuit of Happiness: An Economy of Well-Being*. Seu trabalho aborda as causas e consequências da felicidade, assim como os potenciais benefícios e riscos de inserir a "economia da felicidade" na efetivação de políticas públicas.

Principais recomendações

Políticas públicas: Na opinião de Graham, os governos não deveriam tentar "prover" felicidade. "[Felicidade] é um conceito multidimensional que pode ser manipulado por políticos, a exemplo de alguns países, como os Emirados Árabes Unidos e a Venezuela, que criaram 'ministérios' da felicidade", advertiu ela. No entanto, Graham observa que os governos podem ter um papel importante na mensuração do bem-estar em todas as suas dimensões e na disponibilização desses resultados ao público. Ela acredita que tais informações ajudariam os indivíduos a entenderem as tendências e padrões subjacentes aos resultados de felicidade em suas sociedades e além, assim conseguindo adaptar estilos de vida e comportamentos, a fim de aumentar o próprio bem-estar.

Práticas pessoais: "Quem busca a felicidade é menos propenso a encontrá-la", adverte Graham, que dá duas explicações para isso: 1) Uma certa porcentagem da felicidade humana é determinada por traços de caráter individuais, conforme demonstram pesquisas de psicologia e genética. As pesquisas de psicologia enfocam afeto positivo e negativo, e as de genética, os alelos nos cromossomos que transportam mais serotonina. 2) As pessoas mais felizes "incorporam diversos propósitos na vida além daqueles de cunho pessoal, como voluntariado, tempo com amigos e a família, e um trabalho significativo". Ou seja, "essas pessoas não buscam a felicidade, e sim a vivenciam", afirma ela.

David Halpern
Executivo chefe do Behavioural Insights Team
Londres, Inglaterra

Halpern está à frente do Behavioural Insights Team (BIT), conhecido como "unidade de incitamento", desde sua criação em 2010. Ligado ao governo britânico, o BIT usa ciências comportamentais para "tornar os serviços públicos mais efetivos em termos de custos e mais acessíveis aos cidadãos". Sua equipe submete ideias a testes e experimentos antes de fazer recomendações. Um de seus experimentos mais conhecidos foi verificar se a pressão social poderia ser usada para persuadir a população a pagar seus impostos. A equipe enviou cartas aos contribuintes britânicos com a seguinte mensagem: *A maioria das pessoas em sua área paga os impostos pontualmente e quem, como você, tinha dívidas de impostos a essa altura já pagou.* O experimento aumentou a taxa de acertos de dívidas com impostos em cinco pontos percentuais.

Antes de ingressar no BIT, Halpern foi diretor fundador do Instituto para Governança sediado em Londres e foi analista chefe da Unidade de Estratégia do primeiro-ministro. Antes de ingressar no governo, Halpern ocupou postos em Cambridge, Oxford e Harvard. Escreveu vários livros sobre questões comportamentais e bem-estar, incluindo *Social Capital, The Hidden Wealth of Nations* e *Inside the Nudge Unit: How Small Changes Can Make a Big Difference*.

Principais recomendações

Políticas públicas: Halpern sugere algumas políticas governamentais para aumentar a felicidade: 1) Criar métricas padrão para acompanhar o bem-estar das populações em um formato que permita às pessoas compararem suas áreas com outras regiões, para que possam fazer melhores escolhas; 2) Dar mais apoio ao voluntariado e doações, incluindo permitir que trabalhadores passem pelo menos um dia por ano fazendo alguma ação voluntária; 3) Dar mais apoio a profissionais que tratam doenças mentais; 4) Dar lições de habilidades parentais; 5) Tomar medidas para reduzir o desemprego e a insegurança no trabalho; 6) Cobrar impostos sobre jogo; 7) Incentivar indivíduos a fazerem poupança para situações emergenciais; 8) Aumentar o salário mínimo; 9) Dar acesso a espaços verdes; e 10) Reduzir a corrupção e o abuso de poder.

Práticas pessoais: Halpern recomenda cinco coisas essenciais para o indivíduo ter mais felicidade: 1) Conectar-se com os outros (escutar e se envolver); 2) Manter-se ativo, incluindo exercícios, dança e canto; 3) Ter curiosidade; 4) Fazer atividades que o desafiem; e 5) Doar tempo e dinheiro.

Bruce Headey
Universidade de Melbourne
Melbourne, Austrália

Headey é o principal pesquisador no Instituto de Pesquisa Econômica Aplicada e Social da Universidade de Melbourne. Ex-diretor do Centro de Políticas Públicas, é especialista em bem-estar social e questões distributivas, e está na vanguarda das pesquisas internacionais sobre a eficácia de políticas de bem-estar social no Oeste Europeu e América do Norte. Headey lança muitas publicações na Austrália acerca de políticas de bem-estar social e questões relacionadas à satisfação com a vida, bem-estar subjetivo e desigualdade de renda. Colierou um grande projeto de pesquisa sobre a definição da agenda política em Victoria e realizou algumas consultas públicas sobre habitação e serviços sociais para os governos de Victoria e da Austrália.

Principais recomendações
Políticas públicas: Headey adverte: "Vi poucas evidências convincentes da eficácia de políticas governamentais para aumentar a satisfação com a vida". Ele observa que, embora muitos estudos apontem relações entre essa satisfação e coisas sob a esfera de influência dos governos (por exemplo, a poluição do ar), tais relações "não necessariamente mostram que quando o governo intervém para fazer uma mudança aparentemente desejável, as pessoas fiquem mais felizes, em vez de apenas reverter rapidamente para a linha de base". No entanto, ele acredita haver provas suficientes sobre os efeitos do desemprego sobre a satisfação com a vida e que reduzi-lo deve ser uma prioridade alta, mesmo que isso cause mais inflação ou outros efeitos colaterais adversos.

Práticas pessoais: Headey recomenda que os indivíduos deem prioridade a valores em prol da sociedade e da família. E sugere que você 1) Contribua com tempo e esforços que beneficiem a comunidade e os membros da família; 2) Faça exercícios regularmente; 3) Participe de atividades sociais, como eventos, esportes e jogos, com pessoas queridas; 4) Caso seja religioso, frequente a igreja, a mesquita ou o templo de sua fé; 5) Encontre um emprego que contribua com algo útil e garanta sua renda; e 6) Mantenha relacionamentos bons e duradouros com um parceiro e a família, o que é crucial para a felicidade.

Como dar conta de tudo isso? Headey recomenda que você tente reconhecer o que o faz feliz e então repita essas coisas. Caso contrário, os efeitos de atividades que supostamente induzem à felicidade se dissiparão.

John Helliwell
Universidade da Colúmbia Britânica
Vancouver, Canadá

Um dos principais pesquisadores no mundo do tema da felicidade, Helliwell é membro sênior do Instituto Canadense para Pesquisas Avançadas e codiretor do programa do instituto para interações sociais, identidade e bem-estar. É também professor emérito de economia na Universidade da Colúmbia Britânica, membro do Conselho Nacional de Estatística e pesquisador associado do Departamento Nacional de Pesquisa Econômica. Seus livros incluem *The Science of Well-Being, Well-Being for Public Policy, International Differences in Well-Being* (em coautoria com Ed Diener e Daniel Kahneman) e *Relatório Mundial da Felicidade* (em coautoria com Richard Layard e Jeffrey Sachs).

Principais recomendações
Políticas públicas: Segundo Helliwell, as sociedades mais felizes se caracterizam por renda real per capita adequada, expectativa de vida

saudável, apoio social, liberdade para tomar decisões importantes, generosidade e ausência de corrupção. Ele diz o seguinte: "Outra pesquisa mostrou que a confiança em todos os aspectos da vida é importante, estendendo-se bem além da ausência de corrupção nos negócios e no governo. Além disso, as pessoas são mais felizes em sociedades nas quais têm o senso de propósito na vida e onde há menos desigualdade em termos de felicidade".

Helliwell enfatiza que os cidadãos serão mais felizes se estiverem produtivamente engajados na formulação e prestação dos serviços públicos (como educação, policiamento, atendimento à saúde e administração pública) do que se ficarem sujeitos a estruturas hierárquicas rígidas. "Governos efetivos são respeitados e bem assimilados por seus cidadãos, em vez de apenas tolerados ou combatidos", afirma ele.

Práticas pessoais: Para Helliwell, a melhor maneira de aumentar a felicidade individual talvez seja indireta, como focar em coisas que ajudem a tornar os outros felizes e repensar as atividades diárias, dentro e fora do trabalho, para aumentar os contatos e elos sociais positivos. "Sorrir, confiar e doar tempo para atividades partilhadas em benefício dos outros são estratégias que comprovadamente geram felicidade", explica o pesquisador. Ele recomenda não deixar que smartphones interfiram nas relações pessoais, passar mais tempo com a família e os amigos, e tratar estranhos, colegas de trabalho e de escola, e clientes como amigos. E acrescenta: "Lembre-se da regra de ouro: trate os outros como você gostaria de ser tratado".

Lorde Richard Layard
London School of Economics and Political Science
Londres, Inglaterra

Layard é codiretor do Programa de Bem-Estar do Centro de Desempenho Econômico, um centro de pesquisa interdisciplinar na London School of Economics and Politics. Economista especializado em trabalho, dedicou a maior parte de sua carreira para descobrir meios de reduzir o desemprego e a desigualdade. É um dos primeiros economistas a trabalhar no tema da felicidade e, atualmente, investiga como a boa saúde mental pode melhorar a vida social e econômica.

Em 1985, Layard fundou o Employment Institute, que tem tido papel fundamental para difundir a ideia de bem-estar social aplicado ao trabalho. Presidiu o Grupo de Política Macroeconômica da Comissão Europeia durante os anos 1980. De 1991 até 1997, prestou consultoria econômica para o governo russo, e de 1997 até 2001, foi consultor do governo britânico para bem-estar social aplicado ao trabalho e educação vocacional. Em 2000, passou a integrar a Câmara dos Lordes e hoje é membro de seu Comitê de Assuntos Econômicos.

Em 2005, o governo britânico aceitou as propostas de Layard sobre terapias psicológicas e, desde então, ele tem estado muito envolvido como consultor do programa governamental Improving Access to Psychological Therapies (IAPT). Em 2010 o programa passou a atender crianças.

Principais recomendações

Políticas e práticas: Para promover o bem-estar, Layard recomenda que os governos ofereçam "terapias psicológicas baseadas em evidências para aquele um sexto da população com depressão ou transtornos de ansiedade". Ele cita o programa IAPT na Inglaterra como um bom modelo nesse sentido. Iniciado em 2008, o IAPT atualmente trata meio milhão de adultos por ano. Todos os resultados são monitorados, e 50% dos participantes se recuperam durante o tratamento, que dura em média sete sessões. Um editorial na publicação *Nature* chamou a iniciativa de "imbatível no mundo". Layard escreve: "Os mesmos princípios deveriam ser aplicados a crianças e jovens, como está sendo feito na Inglaterra". Ele também recomenda o ensino de habilidades socioemocionais nas escolas e aulas de parentalidade para adultos.

Richard Lucas
Universidade Estadual de Michigan
East Lansing, Michigan

Lucas é professor de psicologia na Universidade Estadual de Michigan. Como diretor do Laboratório de Personalidade e Bem-Estar da universidade, ele investiga as causas, consequências e a mensuração do bem-estar subjetivo, enfocando especificamente três questões inter-relacionadas em experiências emocionais positivas. Em primeiro lugar, ele investiga as associações entre traços de personalidade e bem-estar, sobretudo a relação entre extroversão e afeto positivo, e usa os resultados desses estudos para desenvolver teorias sobre as funções das emoções e os mecanismos subjacentes aos traços de personalidade. Em segundo lugar, Lucas investiga questões mais gerais acerca das causas e consequências do bem-estar emocional positivo. Por exemplo, até que ponto fatores como idade, sexo, status conjugal e desemprego estão associados ao bem-estar, e até que ponto as pessoas podem se adaptar a acontecimentos impactantes na vida. Por fim, em todos esses projetos, Lucas dá atenção especial a questões de mensuração, focando a qualidade das métricas usadas para avaliar personalidade e bem-estar. Está também envolvido em esforços para aperfeiçoar práticas de pesquisa em psicologia e outras ciências, incluindo a repetição de estudos.

Principais recomendações

Políticas públicas: Lucas sugere que as políticas públicas mais efetivas talvez sejam as que miram as finanças e a saúde, assim como o combate à pobreza e ao estresse relacionado a problemas de saúde.

Práticas pessoais: Lucas enfatiza a importância de indivíduos 1) Manterem um relacionamento romântico sólido; 2) Manterem alguns relacionamentos estreitos de amizade envolvendo apoio mútuo; 3) Acharem alguma ocupação/passatempo/atividade interessante que dê senso de propósito; 4) Terem dinheiro suficiente para suprir as necessidades básicas; 5) Terem dinheiro suficiente para não se preocupar com isso; 6) Terem dinheiro suficiente para se divertir; e 7) Conseguirem evitar problemas graves de saúde.

Sonja Lyubomirsky
Universidade Estadual da Califórnia
Riverside, Califórnia

Lyubomirsky é professora de psicologia na Universidade Estadual da Califórnia em Riverside e autora dos livros *A ciência da felicidade – como atingir a felicidade real e duradoura* e *Os mitos da felicidade*. Formada em Harvard, fez doutorado em psicologia social na Universidade Stanford. Lyubomirsky e suas pesquisas já receberam muitas honrarias, incluindo o Prêmio Templeton de Psicologia Positiva, em 2002, e uma subvenção por vários anos do Instituto Nacional de Saúde Mental.

Na maior parte de sua carreira Lyubomirsky tem pesquisado a felicidade humana e, atualmente, investiga três questões cruciais: 1) O que torna as pessoas felizes? 2) A felicidade é uma coisa boa? e 3) Como tornar as pessoas ainda mais felizes?.

Kristin Layous
Universidade Estadual da Califórnia, East Bay
Hayward, Califórnia

Layous é professora assistente de psicologia na Universidade Estadual da Califórnia, East Bay, em Hayward. Sua orientadora no doutorado na Universidade da Califórnia em Riverside foi Lyubomirsky. Layous diz que seu maior interesse é usar a psicologia para melhorar a vida das pessoas.

Atualmente, está investigando a natureza complexa da gratidão, que pode ser simultaneamente revigorante e ligeiramente desconfortável. Além disso, está explorando como atividades positivas podem mitigar hábitos prejudiciais como a ruminação.

Layous e Lyubomirsky apresentaram suas recomendações conjuntamente ao Consenso *Blue Zones* sobre Felicidade.

Principais recomendações

Políticas públicas: Layous e Lyubomirsky sugerem que os governos deveriam implementar políticas que assegurem pelo menos um padrão mínimo de vida para os cidadãos. Suas recomendações para que governos promovam a interação social são especificamente: 1) Patrocinar eventos sociais de baixo custo como feiras estaduais e festivais; 2) Criar espaços verdes acessíveis ao público, como parques, para promover a interação entre os cidadãos e a natureza; 3) Proteger a liberdade religiosa para promover atividades sociais, espirituais e religiosas; 4) Tornar o atendimento à saúde, incluindo a saúde mental, acessível a todos os cidadãos; 5) Patrocinar academias públicas de baixo custo, corridas e campanhas nas escolas sobre a importância de se manter ativo; 6) Subsidiar alimentos saudáveis ou taxar alimentos nocivos à saúde; e 7) Ensinar alimentação saudável nas escolas.

Layous e Lyubomirsky também recomendam que os governos deveriam: 8) Estimular o voluntariado por meio de isenções fiscais e ajudar sites de apoio que fazem a ponte entre interessados e as organizações humanitárias; 9) Tornar a educação acessível e efetiva para pessoas de todas as classes sociais; 10) Mudar o horário matinal de entrada nas escolas para que os alunos possam dormir melhor, e estimular mais flexibilidade nos horários de expediente de trabalho e datas de pagamento; 11) Diminuir o estresse, tornar as cidades mais seguras, adotar políticas para que as pessoas tenham uma renda decente para viver, fortalecer sistemas de apoio social, melhorar a educação e a preparação para situações de emergência, fortalecer as relações familiares, e endurecer as leis contra quem comete abusos; e 12) Dar verbas para que as escolas ensinem controle emocional e estratégias para a felicidade.

Práticas pessoais: Segundo Layous e Lyubomirsky, indivíduos em busca de mais felicidade devem tentar as seguintes práticas: 1) Escrever cartas de gratidão; 2) Reconhecer as bênçãos recebidas; 3) Saborear cada minuto; 4) Partilhar regularmente com um parceiro as experiências pessoais positivas; 5) Praticar a gentileza e ações em prol da sociedade (incluindo gastar dinheiro com os outros); 6) Tentar fazer alguém mais feliz; 7) Viver este mês como se fosse o último, para valorizar as pessoas e o entorno que tornam sua vida agradável; 8) Escrever sobre experiências intensamente positivas; 9) Escrever uma carta concedendo perdão; 10) Praticar meditação para desenvolver o amor e a bondade; 11) Visualizar seu melhor eu possível; 12) Identificar seus pontos fortes e utilizá-los; 13) Estabelecer metas e monitorá-las; 14) Rir e exercitar o humor regularmente; 15) Fazer exercício físico regularmente; 16) Agir de maneira extrovertida (mesmo que não seja essa a sua natureza); 17) Buscar atividades com o equilíbrio ideal entre desafio e habilidade, para aumentar o fluxo harmônico de corpo e mente; 18) Praticar uma religião e desenvolver a espiritualidade (se cabível); 19) Manter a compaixão por si mesmo; 20) Priorizar relações sociais estreitas e gratificantes; 21) Estar regularmente em contato com a natureza; 22) Estabelecer rotinas que promovam o sono adequado (como limitar o tempo diante de telas antes de ir para a cama); 23) Gastar mais dinheiro com experiências do que com bens materiais; e 24) Engajar-se em atividades que promovam sensações de competência, ligação com os outros e autonomia.

Andrew Oswald
Universidade de Warwick
Coventry, Inglaterra

Oswald é professor de economia e ciências comportamentais na Universidade de Warwick. Suas pesquisas são principalmente sobre economia aplicada e ciência social quantitativa, e atualmente incluem o estudo empírico de satisfação com o trabalho, felicidade humana, desemprego, produtividade laboral e a influência da dieta sobre o bem-estar psicológico. Oswald faz parte da direção editorial da revista *Science* e é o principal consultor de economia e pesquisas de negócios no Leverhulme Trust. Foi diretor de pesquisa no Instituto IZA em Bonn na Alemanha e pró-reitor de pesquisa na Faculdade de Negócios da Warwick.

Anteriormente ocupou postos como pesquisador associado no Instituto de Economia e Estatística em Oxford e como pesquisador sênior no Centro de Desempenho Econômico na London School of Economics, atuando também como palestrante na Universidade Princeton; professor de economia na cátedra DeWalt Ankeny no Dartmouth College e na cátedra Jacob Wertheim na Universidade Harvard; e professor visitante nas universidades Cornell, Yale e de Zurique.

Há muito tempo Oswald tem interesse em mercados de trabalho e continua pesquisando satisfação e estresse com o trabalho. Ele propõe questões como até que ponto o progresso econômico aumenta o bem-estar psicológico. Desenvolve algumas pesquisas junto com o psicólogo e professor Gordon D. A. Brown, outras sobre status, sobretudo em ambientes de trabalho, e busca compreender como o estado mental afeta a saúde física e a longevidade. É coautor de *The Wage Curve* e *Pay Determination and Industrial Prosperity*.

Principais recomendações

Políticas públicas: Oswald sugere aumentar os auxílios para desempregados e limpar o ar para promover mais felicidade na comunidade e em nível nacional.

Práticas pessoais: "Para quem busca estratégias simples e viáveis", diz Oswald, "aconselho mudanças na alimentação, sobretudo, o aumento no consumo de frutas e legumes".

Ruut Veenhoven
Universidade Erasmus
Roterdã, Holanda

Renomado especialista em felicidade, Veenhoven foi codiretor do Projeto *Blue Zones* de Consenso de Felicidade. É diretor da Base Mundial de Dados sobre a Felicidade, assim como professor emérito de Condições Sociais para a Felicidade Humana na Universidade Erasmus em Roterdã e professor extraordinário no campus Vaal Triangle da Universidade do Noroeste em Vanderbijlpark, África do Sul. Foi também editor fundador do *Journal of Happiness Studies* (JOHS).

Sua pesquisa atual é sobre qualidade subjetiva de vida. É autor dos livros *Conditions of Happiness* e *Happiness in Nations*, assim como de numerosos trabalhos acadêmicos, incluindo "The Four Qualities of Life" e "Greater Happiness for a Greater Number: Is That Possible and Desirable?". Veenhoven também tem trabalhos publicados sobre aborto, amor, casamento e parentalidade.

Principais recomendações

Políticas públicas: Para promover o bem-estar, Veenhoven sugere as seguintes políticas: 1) Manter um ambiente institucional previsível, incluindo Estado de direito e boa governança; 2) Apoiar um crescimento econômico estável; 3) Prover segurança social básica (atendimento à saúde, pensões por aposentadoria, auxílios aos desempregados) – e ele acrescenta que não é preciso chegar aos níveis de requinte observados nos países escandinavos; 4) Maximizar a liberdade econômica, política e privada; 5) Apoiar mais direitos iguais do que rendas iguais; 6) Apoiar a modernização, incluindo a globalização; 7) Apoiar o desenvolvimento da autonomia na educação; 8) Investir em atendimento à saúde mental 9) Profissionalizar as orientações para uma vida melhor; e 10) Investir em pesquisas sobre felicidade.

Práticas pessoais: Veenhoven sugere que você 1) Mantenha-se ativo, seja ou não remunerado por isso; 2) Invista em laços íntimos, sobretudo no casamento – solitários são mais infelizes, diz ele; 3) Seja generoso: doe e ajude; 4) Tenha uma vida saudável e durma o suficiente; 5) Ao procurar um modo de vida mais satisfatório, monitore como você se sente durante as atividades diárias por meio de técnicas eletrônicas, sobretudo as que envolvam comparação com pessoas semelhantes. Se não estiver feliz com sua vida atual, diz Veenhoven, "ouse mudar. Embora isso envolva o risco de ficar entre a cruz e a caldeirinha, na maioria das vezes funciona positivamente". Se estiver infeliz sem saber por quê, Veenhoven recomenda buscar aconselhamento profissional/terapia, algo que é efetivo na maioria das vezes; 6) Compre uma casa, em vez de alugar um imóvel. Morar em casa própria contribui para a felicidade, segundo Veenhoven; 7) Reduza o tempo gasto com deslocamentos diários; e 8) Economize dinheiro e não contraia dívidas.

Heinz Welsch
Universidade de Oldenburg
Oldenburg, Alemanha

Welsch é professor de economia na Universidade de Oldenburg. Anteriormente foi pesquisador sênior na Universidade de Colônia e pesquisador na Universidade de Bonn. Ele escreve sobre as relações entre bem-estar subjetivo relatado e qualidade ambiental, com ênfase na poluição do ar, sobre os custos de conflitos sociais em termos de felicidade nacional, assim como sobre distribuição de renda, desemprego e crises financeiras.

Em relação ao Projeto *Blue Zones* de Consenso de Felicidade, Welsch observa que suas sugestões "se restringem aos ramos de pesquisa sobre felicidade aos quais fiz contribuições originais e se baseiam em evidências empíricas desses ramos da literatura. Algumas evidências se limitam a países ocidentais economicamente desenvolvidos e não se aplicam, necessariamente, a países em desenvolvimento".

Principais recomendações

Políticas públicas: Welsch sugere que os governos deveriam 1) Combater a desigualdade excessiva de renda e riqueza por meio de impostos progressivos sobre renda, propriedades e heranças; 2) Implementar políticas que reduzam o desemprego, sobretudo o de longo prazo, mesmo que isso aumente a inflação. Ele explica que estar desempregado afeta negativamente muito mais o bem-estar individual do que os efeitos da perda decorrente de renda. O desemprego por muito tempo é extremamente prejudicial ao bem-estar, e há pouca adaptação hedonista a essa situação; 3) Impor regras que reduzam a instabilidade sistêmica dos mercados financeiros e o risco de grandes crises financeiras. Welsch observa que nos países mais afetados pela crise financeira de 2008-2009, o bem-estar caiu a um grau comparável ao efeito de infortúnios pessoais (como um divórcio); e 4) Os governos e a sociedade deveriam se concentrar mais em metas ambientais do que naquelas monetárias ou materialistas. A literatura sugere que "variáveis verdes" têm grandes efeitos diretos sobre o bem-estar humano, ao passo que o consumo maior de itens materiais na sociedade ocidental não assegura mais felicidade.

Práticas pessoais: Welsch recomenda que os indivíduos se concentrem em atividades intrinsicamente gratificantes, por exemplo, passar tempo com amigos e a família, e participar de iniciativas em prol do meio ambiente ou de cunho beneficente, mais do que naquelas que prometem recompensas externas (como a acumulação de riqueza ou o consumo materialista). Ele afirma que as pessoas não avaliam corretamente as consequências de suas escolhas para o próprio bem-estar e têm uma expectativa exagerada acerca da satisfação que podem obter com escolhas extrinsecamente motivadas, em comparação com a satisfação obtida com escolhas intrinsicamente motivadas.

Dan Witters
Gallup-Sharecare
Omaha, Nebraska

Witters é diretor de pesquisa do Índice de Bem-Estar da Gallup-Sharecare. Essa avaliação diária do bem-estar da população dos Estados Unidos provê uma mensuração quase em tempo real e percepções necessárias para melhorar a saúde, aumentar a produtividade diária, suprir necessidades básicas e reduzir os gastos com atendimento à saúde. Pesquisador na Gallup há mais de 25 anos, Witters se apresenta constantemente pelo país em conferências e cúpulas sobre bem-estar. Suas descobertas são publicadas regularmente no site *Gallup.com* e na mídia. As recomendações que fez para o Projeto *Blue Zones* de Consenso de Felicidade se baseiam no Índice de Bem-Estar da Gallup-Sharecare.

Principais recomendações
Políticas públicas: Para promover um bem-estar mais amplo, Witters sugere: 1) Passar uma mensagem forte e constante de compromisso com o bem-estar. Um dos maiores erros cometidos por líderes é tratar o bem-estar apenas como um programa de benefícios, ou, em suas palavras, "uma espécie de iniciativa alternativa passageira"; 2) Verbalizar uma definição coerente e uniforme do que significa bem-estar. Líderes de comunidades e organizações precisam estar alinhados sobre o que é bem-estar; 3) Liderar pelo exemplo, estabelecer a agenda e aproveitar a visibilidade. Isso não significa apenas comparecer a eventos locais ou frequentar a academia da empresa, diz Witters. Isso também implica estabelecer políticas duras na cidade ou nos locais de trabalho no Estado que influenciem diretamente os alimentos que os funcionários consomem, como são incentivados a manter a boa saúde, as oportunidades e estímulo que recebem para criar uma segurança financeira, e o que se espera de sua conduta em casa e na comunidade; 4) Assegurar que os residentes acreditem que as autoridades estão cuidando adequadamente de seu bem-estar; 5) Avaliar cientificamente a efetividade de programas como agentes de mudança no bem-estar no decorrer do tempo. Entre as maiores falhas em comunidades que fazem intervenções para o bem-estar é não *testar* se elas estão funcionando. Witters sugere que líderes perguntem *que porcentagem de residentes está participando de programas que visam beneficiá-los? Como o bem-estar deles muda no decorrer do tempo?* Ele insiste que é preciso continuar financiando os programas benéficos e eliminar os demais; 6) Aumentar o investimento em aprendizado. Cidades que dão oportunidades para que a população aprenda coisas novas e interessantes, geralmente, têm taxas baixas de obesidade e tabagismo; 7) Facilitar o acesso a frutas e legumes frescos. Cidades com alto bem-estar têm mercados hortifrutigranjeiros acessíveis ao público, mercearias que priorizam produtos de alta qualidade, e restaurantes que incluem frutas ou legumes nos pratos, em vez de batatas fritas; 8) Oferecer lugares seguros para a prática de exercícios físicos. Quase todas as cidades com alto bem-estar dão essa opção aos residentes, algo que locais de trabalho também podem fazer; e 9) Conscientizar as pessoas sobre a importância de irem ao dentista. Quem vai ao dentista pelo menos uma vez por ano tem comprovadamente bem-estar mais alto do que aqueles que negligenciam isso. Aliás, a boa saúde bucal é um ponto em comum das cidades norte-americanas que se destacam pelo alto bem-estar.

Práticas pessoais: Para o bem-estar individual, Witters recomenda que você 1) Administre bem seu dinheiro e viva de acordo com seu rendimento; 2) Tenha uma vocação na vida que esteja bem alinhada com suas aptidões naturais; 3) Estabeleça e atinja metas constantemente; 4) Arranje tempo para viagens ou férias com a família ou os amigos; 5) Use seus pontos fortes todo dia para fazer aquilo no que é bom; 6) Sinta-se seguro em todos os sentidos em sua comunidade; 7) Aprenda algo novo ou interessante todos os dias; 8) Tenha alguém em sua vida que o estimule a ser saudável; 9) Mantenha uma alimentação saudável; 10) Vá ao dentista pelo menos uma vez por ano; e 11) Faça algo que ajude a melhorar a cidade ou a área onde vive.

AGRADECIMENTOS

∽

Como diz o ditado, o sucesso tem muitas mães, mas, no caso das *Blue Zones*, ele também tem um pai. Peter Miller foi o primeiro a reconhecer o potencial das *Blue Zones*, em 2004, quando me designou para uma reportagem de capa para a revista *National Geographic*. Desde então, seu faro editorial gerou três livros recordistas de vendas e este atual. Se não fosse por ele, a centelha de reverter a engenharia do bem-estar poderia ter logo se apagado.

Sou profundamente grato à equipe editorial, Susan Hitchcock e Anne Smyth, à pesquisadora Lia Miller, à diretora editorial da *National Geographic Partners*, Susan Goldberg, às feras em comunicação Ann Day e Kathleen Carter Zrelak e, especialmente, à publisher e diretora editorial Lisa Thomas, da *National Geographic Books*, que me encomendou todos os livros relativos às *Blue Zones* e arquitetou seu êxito.

Ruut Veenhoven, o gentilíssimo curador da Base Mundial de Dados sobre a Felicidade, generosamente me transmitiu percepções baseados nesses dados por mais de uma década. Ele e o epidemiologista Toben Nelson, da Universidade de Minnesota, ajudaram a formular e executar o Projeto *Blue Zones* de Consenso de Felicidade – um esforço que durou dez meses. A ideia do consenso surgiu em um café da manhã em Minneapolis com o falecido doutor Robert Kane, da Faculdade de Saúde Pública da Universidade de Minnesota. Eu também gostaria de agradecer a Aislinn Pluta pela ajuda nas pesquisas sobre felicidade.

Sou grato ainda ao fabuloso Johannes Eichstaedt, da Universidade da Pensilvânia, um pioneiro na investigação de dados nas redes sociais para entender a psique humana. Desde que o conheci no Encontro sobre Felicidade e Bem-Estar, do Programa de Alto Nível da ONU, em 2012, ele gentilmente ofereceu orientação especializada sobre tudo, desde a análise estatística até como comprar bebidas em Dubai.

O cientista sênior da Gallup, Dan Witters, que tem um dom excepcional para extrair e explicar análises complexas de levantamentos, criou generosamente o Índice Especial da Gallup para a *National Geographic*, a fim de identificar o lugar mais feliz nos Estados Unidos. Para este livro, ele também fez uma imersão profunda em mais de 2 milhões de levantamentos para destilar aquilo que realmente gera felicidade no país. Quero também agradecer ao CEO Jim Clifton, Jim Harter e Kristopher Hodgins da Gallup por sua amabilidade e expertise.

Entre as dezenas de especialistas acadêmicos que contribuíram para este livro, gostaria de mencionar particularmente Ed Diener, John Helliwell, Richard Layard, Sonja Lyubomirsky, David Chan, Dan Ariely e Carol Graham. O fotógrafo da *National Geographic* David McLain, meu colaborador em uma dezena de reportagens, ajudou a conceber a matéria original e a enriquecê-la visualmente.

Na Dinamarca, o jornalista Anders Weber foi meu guia, tradutor e intérprete por quase uma década de pesquisas naquele país. Gostaria também de agradecer a Peter Gundelach, um experiente especialista acadêmico em felicidade dinamarquesa, e à equipe em Ledreborg, Silvia e Jock Munro, Martin Krusbaek, Martin Ritter, Joseph de Bourbon-Parme, Kris Kent, Karim Aoussar, Frederik Bligaard e, especialmente, ao meu mentor Remar Sutton. Todos eles passaram informações valiosas e orientação sobre o estilo de vida dinamarquês.

Na Costa Rica, meu *fixer* de longa data Jorge Vindas, o rei do "deixe que eu resolvo", coordenou brilhantemente minhas pesquisas naquele país. Ele conseguiu entrevistas com todo mundo, desde presidentes e detentores do prêmio Nobel a travestis que se prostituem. Quero também manifestar minha gratidão a Luis Rosero-Bixby e Alvaro Salas pelas explicações sobre o atendimento à saúde, ao geneticista David Rehkopf, aos ex-presidentes Óscar Arias e José María Figueres, e ao atual presidente Luis Guillermo Solís. Agradecimentos especiais vão para o doutor Fernando Morales, que me curou de uma infecção pulmonar persistente que poderia ter inviabilizado este livro.

Em Cingapura, quero agradecer especialmente a Sharon e Hilda Chaung. Com seu jeito cingapurano calmo e altamente eficiente, elas conseguiram atender a todos os tipos de solicitações estranhas. Obrigado também a Kumar, Donald Low e Janadas Devan. E ao falecido Lee Kuan Yew e a seu filho, o atual primeiro-ministro Lee Hsien Loong. Gostaria ainda de manifestar minha gratidão pelo acesso privilegiado que me deram. E também agradeço a Jok Kwang por me mostrar o sistema prisional do país, e a Jennie Chua, a grande dama de Cingapura.

Em Boulder, Patrick von Keyserling ajudou a organizar minha visita e Christina Allen compartilhou seus profundos conhecimentos.

Na sede do Projeto *Blue Zones*, gostaria de agradecer a Aislinn Leonard, Gemma Miltich, Amelia Clabots, Tony Buettner, Nick Buettner, Ben Leedle e Sam Skemp. Meu agradecimento especial a Samantha Thomas e Dan Burden por cederem ao projeto seu vasto conhecimento sobre planejamento urbano. Meus colegas na Sharecare que me ajudaram a aplicar as lições das *Blue Zones* em cidades norte-americanas incluem Jeff Arnold, Ken Goulet, Alfred Lumsdaine, Michael Acker, Jennifer Sanning, Jennifer Furler e Shannon Sanders. E reitero minha gratidão à incansável prefeita Betsy Price de Fort Worth; Susan Burden, ex-CEO do Distrito de Saúde das Cidades Praianas; Barclay Berdan, CEO da Texas Health Resources; Mike Gold e Elisa Yadao da Medical Service Association no Havaí; Allen Weiss, CEO do NCH Healthcare System; Mark Ganz, CEO da Cambia Health Solutions; Kim Miller, CEO dos Beaver Dam Community Hospitals; Michelle Briggs, CEO da Avedis Foundation em Shawnee, Oklahoma; e Randy Kehr, Ellen Kehr e Chad Adams, que continuam mantendo Albert Lea em Minnesota como uma comunidade *Blue Zone*.

Por fim, gostaria de agradecer a meu pai, Roger, por me instigar a curiosidade, e à minha mãe, Dolly, por cultivá-la.

FONTES SELECIONADAS

Parte 1: Esquema para uma Vida Mais Feliz

Diener, E., S. Oishi e R. Lucas. "Advances and Open Questions in the Science of Subjective Well-Being". Submetido ao *Psychological Bulletin* (2017).

_____. "National Accounts of Subjective Well-Being". *American Psychologist* (abril de 2015).

Dolan, Paul. *Happiness by Design: Finding Pleasure and Purpose in Everyday Life*. Allen Lane, 2014.

Graham, Carol e Julia Ruiz Pozuelo. "Is Happiness Just a Matter of Waiting for the Right Age?" *Brookings Institution* 7 (novembro de 2015).

Howell, R., M. Kern e S. Lyubomirsky. "Health Benefits: Meta-Analytically Determining the Impact of Well-Being on Objective Health Outcomes". *Health Psychology Review* (março de 2007): 83-136.

Newman, David B., Louis Tay e Ed Diener. "Leisure and Subjective Well-Being: A Model of Psychological Mechanisms as Mediating Factors". *Journal of Happiness Studies* 15, n. 3 (2013): 555-78.

Parte 2: Os Lugares Mais Felizes do Mundo

Bearak, Max. "Denmark Says You Are 'Ethically Obligated' to Eat Less Beef". *Washington Post*, 28 de abril de 2016.

Bixby, L. "Assessing the Impact of Health Sector Reform in Costa Rica through a Quasi-Experimental Study". *American Journal of Public Health* (2004).

Chan, D. "Find Your Own Meaning in Life". *The Straits Times*, 11 de junho de 2016. bsi.smu.edu.sg/news/2016/06/11/find-your-own-meaning-life.

Graham, Carol e Juliane Wiese. "The New (Latin) American Dream, Part 1". Brookings Institution, 21 de julho de 2015.

"Hell Is Other People, for Swedes". *The Economist* 27 (fevereiro de 2016).

Helliwell, J., R. Layard e J. Sachs, eds. *Relatório Mundial da Felicidade 2015*. Rede de Soluções para o Desenvolvimento Sustentável da ONU, 2015.

_____. *Relatório Mundial da Felicidade 2016, Atualização (Vol. I)*. Rede de Soluções para o Desenvolvimento Sustentável da ONU, 2016.

_____. *Relatório Mundial da Felicidade 2017*. Rede de Soluções para o Desenvolvimento Sustentável da ONU, 2017.

"How's Life in Denmark". OECD Better Life Initiative, outubro de 2015.

Neslen, Arthur. "Copenhagen Set to Divest from Fossil Fuels". *The Guardian*, 29 de janeiro de 2016.

"On Global Warming, World Seeks Viking Leadership". CBS News, 20 de abril de 2016.

Ordóñez, J., S. Andrews e P. DeGennaro. "The Republic of Costa Rica: A Case Study on the Process of Democracy Building". International Development Research Centre, Canadá (2008).

Quality of Life in European Cities. Comissão Europeia, janeiro de 2016.

Rosero-Bixby, Luis. "Socioeconomic Development, Health Interventions, and Mortality Decline in Costa Rica". Scandinavian Journal of *Social Medicine Supplementum* 46 (1991): 33-42.

_____. "Studies of the Costa Rican Model I: Peace, Health, and Development in Costa Rica". *NHV-Report* 5 (dezembro de 1991).

Rosero-Bixby, Luis, William H. Dow e David H. Rehkopf. "The Nicoya Region of Costa Rica: A High Longevity Island for Elderly Males". *Vienna Yearbook of Population Research* 11 (2013): 109-36.

Rosero-Bixby, Luis e William H. Dow. "Exploring Why Costa Rica Outperforms the United States in Life Expectancy: A Tale of Two Inequality Gradients". *Proceedings of the National Academy of Sciences* 113, n. 5 (2015).

Stutzer, A. e F. Frey. "Recent Developments in the Economics of Happiness: A Selective Overview". Institute for the Study of Labor (IZA), 2012.

Wiking, Meik, ed. *The Happy Danes: Exploring the Reasons Behind the High Levels of Happiness in Denmark*. The Happiness Research Institute, 2014.

Parte 3: Projeto para Ser Mais Feliz

Aknin, L. et al. "Prosocial Spending and Well-Being: Cross-Cultural Evidence for a Psychological Universal". *Journal of Personality and Social Psychology* (2013), 635-52.

Arnold, J., A. Graesch e E. Ragazzini. *Life at Home in the Twenty-First Century: 32 Families Open Their Doors.* Cotsen Institute of Archaeology Press, 2012.

Blanchflower, David, Andrew Oswald e Sarah Stewart-Brown. "Is Psychological Well-Being Linked to the Consumption of Fruit and Vegetables?" NBER Working Paper n. 18469 (outubro de 2012).

Bradberry, T. "13 Habits of Exceptionally Likeable People". *Forbes* (27 de janeiro de 2015), Forbes.com.

Chancellor, J. et al. "Everyday Prosociality in the Workplace: The Reinforcing Benefits of Giving, Getting, and Glimpsing". *Emotion* (no prelo).

Christakis, Nicholas A. e James H. Fowler. *O poder das conexões: connected.* Campus, 2010.

Cohn, Michael A. et al. "Happiness Unpacked: Positive Emotions Increase Life Satisfaction by Building Resilience". *Emotion* (junho de 2009), 361-68.

Croezen, S. et al. "Social Participation and Depression in Old Age: A Fixed-Effects Analysis in 10 European Countries". *American Journal of Epidemiology* 182, n. 2 (maio de 2015): 168-76.

Csikszentmihalyi, Mihaly. *A Descoberta do Fluxo.* Rocco, 1999.

Diener, Ed e Robert Biswas-Diener. *Happiness: Unlocking the Mysteries of Psychological Wealth.* Wiley-Blackwell, 2008.

Diener, E., J. De Neve, L. Tay e C. Xuereb. "The Objective Benefits of Subjective Well-Being". *Relatório Mundial da Felicidade, 2013*. Rede de Soluções para o Desenvolvimento Sustentável da ONU, 2013.

Diener, E. e M. Chan. "Happy People Live Longer: Subjective Well-Being Contributes to Health and Longevity". *Applied Psychology: Health and Well-Being* (2001): 1-43.

Dunn, E., D. Gilbert e T. Wilson. "If Money Doesn't Make You Happy, Then You Probably Aren't Spending It Right". *Journal of Consumer Psychology* (2011): 115-125.

Edwards, M. e L. Abadie. "Zinnias from Space! NASA Studies the Multiple Benefits of Gardening". Nasa (25 de abril de 2016), www.nasa.gov/content.

Eichstaedt, J. "Status Update: Stressed, Angry, At Risk? Using Powerful New Tools, Scientists Are Mining Social Media to Assess Mental and Physical Health from Afar". *Scientific American Mind* (2016): 63-67.

Meyer, William B. "Book Review: *Happiness and Place: Why Life Is Better Outside of the City* by Adam Okulicz-Kozaryn". *LSE Review of Books* 18 (dezembro de 2015).

Von Trobel, Alexa. "Cinco regras financeiras para adotar na vida". Apresentação no TEDx, Nova York, N.Y., abril de 2012.

ÍNDICE

A

Aalborg 19, 39, 43, 58, 59, 62, 63, 113, 114
Aarhus 62, 156, 157
Abbas 143
Adams 115, 227
adventistas do sétimo 22
África 9, 63, 169, 187, 211, 220
água 48, 62, 65, 100, 104, 112, 114, 123, 124, 135, 167, 209
Alejandro Zuniga 45
alimentação 64, 74, 77, 79, 99, 104, 107, 110, 126, 167, 183, 206, 218, 220, 224
alimentação saudável 99, 107, 218, 224
ambiental 113, 221
América Latina 47, 48, 63, 211
amigo 23, 45, 46, 52, 131, 140, 145, 146, 163, 165, 184, 193, 199, 204
amigos 8, 15, 19, 22, 24, 29, 36, 37, 40, 45, 46, 52, 53, 54, 55, 56, 58, 60, 62, 63, 65, 67, 69, 80, 95, 96, 99, 102, 109, 129, 130, 131, 135, 140, 143, 144, 145, 146, 147, 148, 149, 150, 151, 153, 163, 168, 169, 170, 172, 173, 174, 177, 178, 180, 187, 192, 193, 194, 197, 199, 200, 201, 202, 204, 206, 211, 212, 215, 222, 224
Angela Merkel 31, 84
animais de estimação 163, 177
Arnette Travis 15, 16
arroz 54, 74
árvore 64
atividade física 35, 55, 124, 132, 157, 166, 199

B

batatas-doces 157
bem-estar 7, 8, 9, 11, 15, 20, 21, 28, 29, 31, 32, 33, 38, 39, 40, 43, 47, 48, 50, 51, 53, 55, 60, 62, 63, 73, 77, 79, 83, 84, 85, 86, 87, 88, 91, 98, 102, 103, 104, 105, 106, 107, 108, 115, 117, 118, 119, 120, 121, 122, 123, 124, 125, 126, 131, 132, 133, 135, 136, 143, 144, 149, 150, 152, 153, 155, 156, 158, 161, 163, 165, 169, 170, 172, 173, 175, 178, 180, 182, 185, 193, 200, 201, 202, 203, 207, 208, 209, 210, 211, 212, 213, 214, 215, 216, 217, 219, 220, 221, 222, 223, 225
bicicleta 20, 59, 61, 65, 78, 112, 114, 116, 184, 187, 188, 194
Blue Zones 2, 22, 23, 24, 25, 26, 27, 30, 31, 33, 37, 39, 43, 50, 68, 83, 86, 96, 105, 106, 107, 108, 109, 110, 111, 115, 116, 118, 119, 120, 121, 122, 123, 126, 129, 131, 132, 133, 134, 135, 140, 142, 144, 146, 150, 151, 160, 162, 170, 172, 174, 176, 179, 180, 183, 192, 197, 198, 201, 202,

203, 206, 207, 210, 218, 220, 221, 222, 225, 227
botânico 74
bullying 209

C

café 15, 21, 48, 60, 66, 148, 194, 225
Califórnia 15, 22, 29, 110, 119, 120, 121, 122, 124, 125, 134, 145, 176, 188, 202, 217
Canadá 63, 87, 169, 201, 206, 214, 230
canola 25
carro 15, 46, 49, 58, 65, 71, 73, 74, 75, 101, 105, 116, 130, 142, 155, 166, 167, 173, 191
Cartago 19, 43, 45, 46, 48, 50, 52, 54, 55, 56
centenário 25
cérebro 162, 181, 188
chá 50, 59, 60, 107, 109
chuva 74
ciclismo 65, 106, 112, 113, 114, 124, 127
cidade 20, 25, 26, 29, 39, 43, 45, 46, 48, 58, 59, 62, 72, 79, 95, 97, 98, 99, 100, 101, 102, 105, 106, 108, 111, 112, 113, 114, 115, 117, 118, 119, 120, 124, 125, 134, 153, 156, 163, 187, 201, 210, 223, 224
Cidade do México 46, 53
ciência 31, 89, 98, 176, 200, 206, 210, 217, 219
cientista 98, 102, 145, 189, 208, 225
Cingapura 11, 20, 21, 29, 37, 39, 43, 71, 72, 73, 74, 75, 76, 77, 78, 79, 80, 83, 85, 86, 88, 89, 90, 91, 95, 99, 143, 202, 226
comunidade 8, 20, 24, 25, 26, 39, 40, 56, 59, 60, 71, 76, 86, 91, 95, 97, 98, 99, 101, 102, 103, 105, 107, 108, 111, 114, 115, 116, 117, 118, 119, 120, 121, 122, 123, 124, 125, 126, 143, 147, 165, 173, 194, 197, 200, 201, 207, 214, 220, 223, 224, 227
Copenhague 60, 61, 62, 65, 112, 113, 114, 157
Costa Rica 7, 11, 19, 21, 22, 29, 36, 39, 43, 45, 46, 47, 48, 49, 50, 51, 53, 83, 85, 86, 89, 90, 91, 95, 99, 143, 155, 202, 226, 229, 230
cozinhar 66, 68, 144, 184
crianças 19, 20, 48, 53, 66, 67, 68, 77, 90, 101, 105, 106, 111, 115, 116, 117, 118, 137, 143, 153, 159, 181, 216
cultura 51, 52, 64, 65, 84, 100, 102, 119, 137, 138, 202

D

Dan Buettner 2, 3, 7, 9
dentista 35, 39, 99, 223, 224
diabetes 49, 90, 108, 109, 135, 149, 165
Dinamarca 11, 19, 28, 29, 37, 39, 43, 57, 58, 59, 60, 61, 62, 63, 64, 66, 67, 68, 80, 83, 85, 86, 89, 90, 91, 95, 99, 112, 114, 138, 143, 183, 202, 226
dinamarqueses 37, 47, 60, 61, 62, 64, 65, 66, 67, 68, 112, 113, 138, 143, 157
dinheiro 19, 20, 45, 47, 55, 56, 57, 61, 64, 65, 73, 75, 79, 80, 81, 84, 85, 99, 112, 119, 137, 139, 141, 147, 152, 159, 160, 165, 166, 167, 168, 169, 170, 171, 172, 193, 194, 213, 217, 218, 219, 221, 223
discriminação 88, 89, 203, 209
DNA 31, 51
doença 24, 58, 108, 130, 137, 149, 174, 185
doenças 23, 25, 27, 29, 48, 49, 88, 90, 105, 118, 119, 120, 123, 125, 144, 146, 149, 175, 181, 185, 187, 200, 209, 213
doente 45, 169, 187

dormir 57, 108, 163, 164, 185, 200, 218

E

economia 47, 53, 58, 77, 84, 85, 137, 139, 167, 205, 206, 207, 210, 211, 214, 219, 221
econômica 130, 215, 220
educação 20, 31, 51, 60, 64, 67, 68, 73, 74, 79, 86, 89, 98, 117, 121, 137, 192, 203, 207, 208, 210, 211, 215, 216, 218, 221
engordar 108, 178
escola 15, 19, 20, 46, 57, 58, 59, 66, 67, 73, 75, 115, 116, 117, 118, 215
Estados Unidos 8, 9, 26, 49, 68, 83, 85, 86, 87, 90, 91, 95, 98, 101, 102, 105, 110, 121, 125, 130, 136, 137, 140, 144, 145, 149, 159, 166, 202, 209, 211, 222, 226
estresse 23, 54, 56, 65, 71, 79, 80, 91, 101, 102, 104, 113, 120, 121, 122, 123, 125, 129, 130, 152, 153, 157, 159, 161, 162, 163, 165, 166, 167, 168, 169, 180, 191, 192, 194, 217, 218, 219

F

Facebook 54, 65, 148
faculdade 35, 57, 67, 187
família 7, 8, 17, 19, 20, 37, 40, 45, 47, 53, 54, 56, 59, 60, 63, 66, 68, 69, 72, 74, 76, 78, 79, 80, 95, 99, 107, 109, 121, 123, 135, 136, 143, 148, 150, 156, 158, 160, 162, 163, 165, 166, 168, 169, 170, 171, 173, 178, 191, 197, 202, 204, 212, 214, 215, 222, 224
familiar 90, 117, 119, 137, 140, 143, 150, 192
fast-food 98, 104, 123, 126
felicidade 2, 7, 8, 11, 12, 15, 16, 17, 19, 20, 21, 24, 26, 27, 28, 29, 30, 31, 32, 33, 34, 36, 38, 39, 40, 43, 45, 46, 47, 48, 49, 50, 51, 52, 53, 55, 57, 58, 59, 60, 61, 62, 63, 64, 65, 66, 68, 71, 73, 74, 75, 76, 78, 79, 80, 81, 83, 84, 85, 86, 87, 88, 89, 90, 91, 95, 96, 98, 99, 101, 103, 104, 105, 107, 108, 109, 115, 117, 118, 121, 123, 126, 130, 131, 132, 133, 134, 135, 136, 139, 140, 141, 142, 144, 145, 146, 147, 148, 149, 150, 151, 152, 153, 155, 156, 157, 159, 160, 163, 165, 166, 167, 168, 169, 170, 172, 173, 175, 176, 177, 178, 179, 180, 184, 185, 187, 192, 193, 197, 198, 199, 200, 201, 203, 204, 205, 206, 208, 211, 212, 213, 214, 215, 217, 218, 219, 220, 221, 222, 225, 226
feliz 9, 11, 13, 15, 16, 17, 19, 20, 21, 25, 26, 27, 29, 33, 39, 43, 46, 47, 55, 58, 62, 63, 71, 77, 80, 81, 89, 93, 95, 98, 105, 111, 112, 119, 123, 125, 126, 131, 135, 139, 140, 141, 144, 145, 146, 147, 149, 150, 151, 155, 157, 163, 168, 169, 170, 173, 176, 178, 188, 193, 199, 200, 201, 202, 206, 214, 218, 221, 226
filhos 19, 20, 24, 34, 36, 38, 39, 46, 50, 54, 60, 66, 68, 72, 75, 77, 78, 90, 100, 104, 116, 117, 146, 147, 151, 152, 153, 155, 156, 159, 166, 173, 183, 206
flores 74, 157, 161
França 87
frango 74, 110
frutas 25, 35, 38, 49, 54, 55, 67, 99, 101, 109, 111, 126, 132, 134, 158, 201, 220, 223

G

Gallup 9, 17, 28, 29, 62, 72, 87, 98, 102, 103, 106, 119, 120, 121,

122, 123, 126, 127, 130, 131, 136, 140, 141, 143, 165, 200, 208, 222, 225, 226
geleia 66
Google 32, 102, 194
governo 51, 60, 61, 62, 64, 65, 68, 74, 75, 77, 83, 84, 86, 88, 90, 91, 137, 173, 205, 211, 212, 213, 214, 215, 216

H

Havaí 26, 37, 107, 108, 109, 110, 120, 121, 132, 134, 184, 227
hobbies 32, 36, 61, 69
Honduras 49, 50
horticultura 157
humana 60, 80, 212, 217, 219, 225

I

idosos 24, 36, 39, 73, 80, 90, 106, 107, 110, 115, 116, 117
ikarianos 23
imunológico 206
infecção 226
infelizes 8, 32, 58, 61, 86, 123, 130, 140, 146, 179, 221
internet 65, 137, 160
ioga 21, 74, 134, 135, 136, 176, 192
Itália 207

J

jardim 19, 59, 60, 74, 118, 157
jogos 57, 62, 69, 132, 150, 162, 169, 214
jornal 54, 76, 104, 135, 210
jovem 19, 25, 39, 49, 58, 59, 104, 176
junk food 101

K

Kentucky 15

L

Lee Kuan Yew 37, 73, 74, 75, 79, 226

legumes 19, 25, 35, 38, 49, 54, 55, 62, 67, 99, 101, 109, 111, 126, 134, 158, 201, 220, 223
Leguminosas 23, 24
leis 61, 73, 88, 90, 137, 209, 218
Letônia 57, 58, 62, 63
liberdade 35, 47, 52, 74, 79, 83, 89, 159, 168, 203, 215, 218, 220
literatura 198, 221, 222
livro 4, 7, 8, 9, 15, 17, 20, 21, 22, 23, 25, 27, 28, 30, 33, 36, 37, 39, 43, 50, 145, 151, 156, 158, 174, 176, 177, 179, 183, 190, 197, 200, 201, 206, 226
Loma Linda 22
longevidade 22, 23, 26, 27, 50, 101, 149, 180, 197, 220
Los Angeles 46, 78, 120

M

mãe 15, 46, 49, 50, 59, 90, 104, 107, 156, 174, 175, 227
médicos 4, 57, 61, 80, 88, 91, 120, 135, 157, 161, 209
meditação 32, 131, 132, 162, 163, 181, 182, 188, 189, 190, 192, 194, 219
metrô 74
moai 129, 131, 134, 145, 151
moais 24, 106, 107, 109, 121, 130, 131, 145

N

National Geographic 2, 9, 22, 25, 102, 103, 225, 226
natureza 8, 35, 73, 98, 100, 104, 125, 157, 160, 161, 183, 184, 198, 218, 219
Nicoya 22, 47, 50, 230
norte-americana 25, 29, 89, 137, 151
norte-americanas 89, 98, 106, 130, 137, 159, 162, 166, 186, 202, 223, 227
norte-americanos 21, 22, 28, 37, 66, 68, 85, 89, 95, 116, 121, 122,

130, 136, 137, 141, 145, 155, 158, 159, 163, 166, 185, 200

O

obesidade 24, 65, 98, 101, 104, 106, 109, 110, 120, 123, 146, 149, 164, 165, 166, 199, 200, 223
obesos 122
okinawanos 23, 24
ônibus 50, 65, 101, 112, 114, 116, 117, 167
orgânicos 66, 97, 109

P

parentalidade 144, 152, 216, 220
peixe 54, 66, 74, 110
per capita 29, 60, 85, 118, 170, 214
PIB 29, 31, 47, 66, 80, 84, 85
Power 9 23, 25, 197, 198, 201, 202
pressão arterial 48, 49, 90, 135, 144, 161, 165
psicologia 19, 32, 76, 138, 144, 175, 176, 179, 205, 207, 208, 209, 210, 212, 216, 217
psicológico 182, 191, 194, 208, 219, 220

Q

queijo 25, 66

R

Reino Unido 31, 33, 84, 87, 90, 159, 186, 187
revista 219

S

saúde 4, 8, 9, 15, 19, 20, 24, 26, 27, 29, 31, 32, 33, 37, 46, 47, 48, 49, 50, 51, 55, 58, 60, 64, 68, 73, 79, 80, 85, 86, 87, 88, 89, 90, 91, 101, 105, 107, 109, 110, 113, 115, 117, 120, 122, 123, 124, 125, 126, 129, 130, 131, 133, 134, 135, 137, 141, 145, 149, 157, 162, 165, 167, 171, 177, 180, 183, 185, 186, 187, 190, 194, 195, 197, 203, 204, 206, 207, 208, 209, 215, 217, 218, 220, 221, 222, 223, 226
sexo 35, 50, 74, 185, 216
sexual 88
sociais 8, 22, 24, 26, 32, 35, 36, 46, 47, 53, 54, 60, 76, 77, 87, 88, 95, 107, 113, 121, 123, 132, 133, 144, 146, 148, 149, 150, 151, 155, 170, 185, 186, 193, 195, 199, 207, 209, 213, 214, 215, 218, 219, 221, 225
sociedade 8, 9, 17, 31, 37, 51, 57, 59, 60, 73, 76, 83, 84, 85, 89, 117, 141, 158, 186, 205, 210, 211, 214, 218, 222
socioemocionais 89, 90, 203, 210, 216
sono 32, 133, 163, 164, 200, 219
Suíça 28, 210

T

tabagismo 24, 25, 74, 98, 104, 106, 122, 124, 125, 126, 127, 146, 149, 186, 199, 209, 223
terapia 88, 157, 186, 221
Texas 26, 37, 105, 115, 117, 202, 227
trabalho 7, 8, 9, 11, 15, 19, 20, 23, 26, 30, 32, 33, 34, 35, 37, 40, 46, 54, 55, 60, 63, 65, 66, 67, 68, 71, 73, 75, 79, 89, 95, 101, 104, 106, 109, 112, 113, 117, 119, 121, 123, 124, 125, 129, 130, 131, 132, 133, 134, 135, 136, 137, 138, 139, 140, 141, 142, 144, 146, 148, 150, 151, 155, 162, 165, 168, 173, 176, 177, 180, 184, 186, 187, 190, 194, 197, 198, 200, 201, 202, 204, 208, 209, 211, 212, 213, 215, 216, 218, 219, 220, 223
triste 185, 188

TV 19, 34, 36, 38, 53, 107, 108, 146, 150, 162, 164, 167
Twitter 101, 148, 149, 207, 209

U

universidade 58, 59, 76, 98, 216
Universidade 9, 26, 27, 28, 33, 53, 55, 58, 60, 62, 76, 86, 87, 112, 114, 117, 136, 138, 144, 145, 146, 147, 149, 155, 156, 162, 166, 169, 175, 176, 179, 180, 195, 205, 206, 207, 208, 209, 210, 211, 213, 214, 216, 217, 219, 220, 221, 225

V

vacinas 48
vegetais 104, 151, 157
vida 7, 8, 9, 11, 13, 15, 16, 17, 20, 21, 22, 23, 24, 25, 26, 27, 28, 31, 32, 33, 34, 35, 36, 37, 38, 39, 40, 43, 46, 47, 48, 49, 50, 52, 53, 54, 55, 58, 59, 60, 61, 62, 63, 64, 65, 67, 72, 73, 74, 75, 76, 77, 78, 79, 81, 83, 84, 85, 87, 88, 89, 90, 91, 95, 96, 97, 98, 99, 100, 102, 104, 105, 106, 107, 108, 112, 113, 114, 117, 118, 120, 121, 122, 123, 124, 125, 129, 131, 132, 135, 136, 137, 139, 140, 141, 142, 143, 144, 145, 146, 147, 148, 149, 150, 152, 153, 158, 159, 160, 161, 162, 165, 168, 170, 171, 172, 173, 174, 175, 176, 177, 178, 179, 180, 183, 187, 190, 191, 192, 193, 194, 195, 197, 198, 200, 201, 204, 205, 206, 207, 208, 209, 211, 212, 213, 214, 215, 216, 217, 218, 219, 220, 221, 224, 226, 232
videogames 34, 38
vírus da zika 48
vitamina 157
voluntário 19, 34, 65, 72, 117, 132, 180, 194, 199, 205

Y

YouTube 54

Z

Zuniga 45, 46, 52